现代内科学诊疗与临床护理

李方立　刘　瑾　崔娜娜　主编

黑龙江科学技术出版社

图书在版编目（ＣＩＰ）数据

现代内科学诊疗与临床护理 / 李方立, 刘瑾, 崔娜娜主编. -- 哈尔滨 : 黑龙江科学技术出版社, 2022.4 （2023.1 重印）

ISBN 978-7-5719-1291-8

Ⅰ.①现… Ⅱ.①李… ②刘… ③崔… Ⅲ.①内科—疾病—诊疗②内科—疾病—护理 Ⅳ.①R5②R473.5

中国版本图书馆CIP数据核字(2022)第033082号

现代内科学诊疗与临床护理

XIANDAI NEIKEXUE ZHENLIAO YU LINCHUANG HULI

编　　者	李方立　刘　瑾　崔娜娜	
责任编辑	陈元长	
封面设计	梁　凉	
出　　版	黑龙江科学技术出版社	
地　　址	哈尔滨市南岗区公安街70-2号　邮编：150001	
电　　话	（0451）53642106　传真：（0451）53642143	
网　　址	www.lkcbs.cn　www.lkpub.cn	
发　　行	全国新华书店	
印　　刷	三河市元兴印务有限公司	
开　　本	710 mm×1000 mm　1/16	
印　　张	10.25	
字　　数	180 千字	
版　　次	2022 年 4 月第 1 版	
印　　次	2023 年 1 月第 2 次印刷	
书　　号	ISBN 978-7-5719-1291-8	
定　　价	50.00 元	

编委会

前言

随着医学基础理论的不断发展，以及辅助诊断技术的日益增多，治疗方案和药物选择的余地也愈来愈广。然而，医师在临床工作中的首要任务，就是以最适应特定病例、特定情况的原则，在短时间内就诊断和治疗做出最佳决策，这就对临床医师的工作提出了新的、更高的要求。本书系统地总结了内科常见疾病的诊疗方案，并强调对疾病的整体护理，旨在帮助基层医务工作者，特别是内科主治医师及时诊断和规范化治疗疾病，以使他们最大限度地解除患者的痛苦及挽救患者的生命。

本书以科学性、指导性、实用性为宗旨，对内科常见疾病的最新诊断标准和治疗方案进行归纳，目的在于为内科医师提供一本既具有临床实用价值，又能反映当今内科诊疗水平的工具书。

本书在构思和编写的过程中，参阅了众多医学著作和文献，力求在继承的基础上创新和发展。但由于篇幅有限、时间紧迫，书中难免出现疏漏，甚至错误之处，诚恳期望广大同人和读者批评指正，以便在修订时改进。

目　录

第一章　儿童消化内科疾病 ·· 1

 第一节　胃食管反流病 ·· 1

 第二节　小儿腹泻 ·· 7

 第三节　功能性消化不良 ·· 21

 第四节　胃炎 ·· 25

第二章　儿童循环系统疾病 ·· 31

 第一节　病毒性心肌炎 ·· 31

 第二节　心内膜炎 ·· 35

 第三节　小儿心律失常 ·· 42

 第四节　心力衰竭 ·· 49

 第五节　高血压 ·· 57

第三章　神经系统疾病 ·· 62

 第一节　血栓形成性脑梗死 ·· 62

第二节　脑栓塞 ···85

第三节　短暂性脑缺血发作 ·······························91

第四节　颈动脉粥样硬化 ···································96

第五节　运动神经元病 ·······································101

第六节　难治性癫痫 ···109

第七节　脑性瘫痪 ···119

第四章　脑血管病的经颅超声治疗 ·····················125

第一节　短暂性脑缺血发作的经颅超声治疗 ·······127

第二节　脑梗死的经颅超声治疗 ···························130

第三节　高血压动脉硬化性脑出血的经颅超声治疗 ·······143

第四节　颅内静脉血栓形成的经颅超声治疗 ···········152

参考文献 ···155

第一章
儿童消化内科疾病

第一节　胃食管反流病

胃食管反流（GER）是指胃内容物反流入食管，分为生理性反流和病理性反流两种。生理性反流是由于婴儿食管下端括约肌（LES）发育不成熟或神经肌肉协调功能差而出现的反流，往往发生于日间餐时或餐后，又称"溢乳"。病理性反流是由于LES的功能障碍和（或）与其功能有关的组织结构异常，以致LES压力低下而出现的反流，常常发生于睡眠、仰卧及空腹时，可引起一系列临床症状和并发症，即胃食管反流病（GERD）。

一、病因和发病机制

（一）食管下端括约肌

1. LES压力降低是引起GER的主要原因

LES是食管下端平滑肌形成的功能高压区，是最主要的抗反流屏障。在正常吞咽时，LES反射性松弛，静息状态保持一定的压力使食管下端关闭。在某种因素使上述正常功能发生紊乱时，LES短暂性松弛即可导致胃内容物反流入食管。

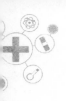

2．LES周围组织作用减弱

例如：缺少腹腔段食管，致使腹内压增高时不能将其传导至LES使之收缩达到抗反流的作用；婴儿食管角（由食管和胃形成的夹角，即His角）较大（正常为30°~50°）、膈肌食管裂孔钳夹作用减弱、膈食管韧带和食管下端黏膜瓣解剖结构存在器质性或功能性病变，以及胃内压、腹内压增高等，均可破坏正常的抗反流功能。

（二）食管角（His角）

His角由胃肌层悬带形成，正常是锐角，可防止反流。新生儿His角较钝，易反流。

（三）食管廓清能力降低

正常情况下，食管廓清能力是依靠食管的推动性蠕动、唾液的冲洗、对酸的中和作用、食丸的重力和食管黏膜细胞分泌的碳酸氢盐等多种因素发挥作用。当食管蠕动减弱、消失或出现病理性蠕动时，食管廓清反流物的能力下降，这样就延长了有害的反流物质在食管内停留时间，增加了对黏膜的损伤。

（四）食管黏膜的屏障功能被破坏

食管黏膜的屏障作用是由黏液层、细胞内的缓冲液、细胞代谢及血液供应共同构成的。反流物中的某些物质，如胃酸、胃蛋白酶，以及十二指肠反流入胃的胆盐和胰酶使食管黏膜的屏障功能受损，可引起食管黏膜炎症。

（五）胃、十二指肠功能失常

胃的排空能力低下，使胃内容物及其压力增加，当胃内压增高超过LES压力时，可使LES开放。胃容量增加又导致胃扩张，使贲门食管段缩短，其抗反流屏障功能降低。当十二指肠发生病变时，幽门括约肌关闭不全则导致十二指肠反流。

二、临床表现

（一）呕吐

新生儿和婴幼儿以呕吐为主要表现。多数呕吐发生在进食后，呕吐物为胃内容物，有时含少量胆汁，也有表现为溢奶、反刍或吐泡沫。年长儿以反胃、反酸、嗳气等症状多见。

（二）反流性食管炎常见症状

1. 烧心

烧心见于有表达能力的年长儿，感到不适的位置位于胸骨下端，饮用酸性饮料可使症状加重，服用抗酸剂可使症状减轻。

2. 咽下疼痛

婴幼儿表现为喂奶困难、烦躁、拒食。年长儿诉咽下疼痛，如并发食管狭窄则出现严重呕吐和持续性咽下困难。

3. 呕血和便血食管炎

严重者可发生糜烂或溃疡，出现呕血或黑便症状。严重的反流性食管炎可发生缺铁性贫血。

（三）Barrett食管

由于慢性GER，食管下端的鳞状上皮被增生的柱状上皮所替代，抗酸能力增强，但更易发生食管溃疡、狭窄和腺癌。症状为咽下困难、胸痛、营养不良和贫血。

（四）其他全身症状

1. 呼吸系统疾病

反流物可直接或间接引发反复呼吸道感染、吸入性肺炎、难治性哮喘、早产儿窒息或呼吸暂停，以及婴儿猝死综合征等。

2. 营养不良

营养不良主要表现为体重不增、生长发育迟缓、贫血。

3. 其他

其他症状有声音嘶哑、中耳炎、鼻窦炎、反复口腔溃疡、龋齿等。部分患儿可出现神经精神症状。

（1）桑迪弗综合征：病理性GER患儿呈现类似斜颈样的一种特殊"公鸡头样"的姿势。此为一种保护性机制，以保持气道通畅或减轻酸反流所致的疼痛，同时伴有杵状指、蛋白丢失性肠病及贫血。

（2）婴儿哭吵综合征：表现为易激惹、夜惊、进食时哭闹等。

三、诊断

GER的临床表现复杂且缺乏特异性，单一的检查方法都有局限性，故诊断需采用综合技术。凡临床发现不明原因的反复呕吐、咽下困难，反复发作的慢性呼吸道感染、难治性哮喘，以及生长发育迟缓、营养不良、贫血并反复出现窒息、呼吸暂停等症状时，都应考虑到GER的可能。

四、辅助检查

（一）食管钡餐造影

食管钡餐造影适用于任何年龄，但对胃滞留的早产儿应慎重。可对食管的形态、运动状况，以及钡剂的反流和食管与胃连接部的组织结构做出判断，并能观察到食管裂孔疝等先天性疾患，检查前禁食3～4小时，分次给予相当于正常摄食量的钡剂。

（二）食管pH动态监测

食管pH动态监测将微电极放置在食管括约肌的上方，24小时连续监测食管下端pH，如有酸性GER发生则pH下降。食管pH动态监测通过计算机分析可反映GER的发生频率、时间，反流物在食管内停留的状况，以及反流与起居活动、临床症状之间的关系，借助一些评分标准可区分生理性反流和病理性反流。食管pH动态监测是目前最可靠的诊断方法。

（三）食管动力功能检查

食管动力功能检查应用低顺应性灌注导管系统和腔内微型传感器导管系统等测压设备，了解食管运动情况及LES功能。对于LES压力正常的患儿应连续测压，动态观察食管运动功能。

（四）食管内镜检查及黏膜活检

食管内镜检查及黏膜活检可确定患儿是否存在食管炎病变及Barrette食管。内镜下食管炎可分为Ⅲ度：Ⅰ度为充血，Ⅱ度为糜烂和（或）浅溃疡，Ⅲ度为溃疡和食管狭窄。

（五）胃-食管同位素闪烁扫描

口服或在胃管内注入含有^{99m}Tc标记的液体，应用R照相机测定食管反流量，可了解食管运动功能，明确呼吸道症状与GER的关系。

（六）超声学检查

B型超声可检测食管腹段的长度、黏膜纹理的状况、食管黏膜的抗反流作用，同时可探查有无食管裂孔疝。

五、鉴别诊断

（1）以呕吐为主要表现的新生儿应排除消化道器质性病变，如肠旋转不良、肠梗阻、先天性幽门肥厚性狭窄、胃扭转等。

（2）对反流性食管炎伴有并发症的患儿，必须排除因物理性、化学性、生物性等致病因素引起组织损伤而出现的类似症状。

六、治疗

治疗的目的是缓解症状，改善生活质量，防治并发症。

（一）一般治疗

1. 体位治疗

将床头抬高15°~30°，婴儿采用仰卧位，年长儿采用左侧卧位。

2. 饮食治疗

适当增加饮食的稠厚度，少量多餐，睡前避免进食。低脂、低糖饮食，避免过饱。肥胖患儿应控制体重，避免食用辛辣食品、巧克力、酸性饮料、高脂食品。

（二）药物治疗

药物治疗包括3类，即促胃肠动力药、抗酸和抑酸药、黏膜保护剂。

1. 促胃肠动力药

促胃肠动力药能提高LES张力，增加食管和胃的蠕动，促进胃排空，从而减少反流。

（1）多巴胺受体拮抗剂：多潘立酮（吗丁啉）为选择性、周围性多巴胺受体拮抗剂，可以促进胃排空，但对改善食管动力不明显。常用剂量为每次0.2~0.3 mg/kg，每日3次，饭前半小时及睡前口服。

（2）通过乙酰胆碱起作用的药物：西沙必利（普瑞博思）为新型全胃肠动力剂，是一种非胆碱能非多巴胺拮抗剂。主要作用于消化道壁肌间神经丛运动神经元的5-羟色胺受体，增加乙酰胆碱释放，从而诱导和加强胃肠道生理运动。常用剂量为每次0.1~0.2 mg/kg，每日3次，口服。

2. 抗酸和抑酸药

抗酸和抑酸药的主要作用为抑制胃酸分泌以减少反流物对食管黏膜的损伤，提高LES张力。①抑酸药：H_2受体拮抗剂，常用西咪替丁、枸橼酸铋雷尼替丁、盐酸雷尼替丁；质子泵抑制剂，常用奥美拉唑（洛赛克）。②中和胃酸药：氢氧化铝凝胶，多用于年长儿。

3. 黏膜保护剂

硫酸铝、硅酸铝盐、磷酸铝等。

（三）外科治疗

采用上述治疗后，大多数患儿症状能明显改善和痊愈。具有下列指征的患儿可考虑外科手术。

（1）内科治疗6～8周无效，有严重并发症（消化道出血、营养不良、生长发育迟缓）者。

（2）严重食管炎伴溃疡、狭窄或发现有食管裂孔疝者。

（3）有严重的呼吸道并发症，如呼吸道梗阻，反复发作吸入性肺炎或窒息，伴支气管、肺发育不良者。

（4）合并严重神经系统疾病者。

第二节　小儿腹泻

小儿腹泻是一种由多病原、多因素引起的以大便次数增多和大便性状异常为主要表现的儿科常见病。患者发病年龄多在2岁以下，1岁以内约占半数。该病是造成小儿营养不良、生长发育障碍和死亡的重要原因之一，也是我国重点防治的小儿"四病"之一。

一、病因

（一）易感体质

婴幼儿消化系统发育尚未成熟，胃酸和消化酶分泌少，酶活力偏低，不能适应食物质和量的较大变化；婴幼儿生长发育快，所需营养物质相对较多，胃肠负担重，容易发生消化功能紊乱。

机体防御功能差，婴儿胃酸偏低，胃排空较快，胃内杀菌能力较弱；同时免疫功能不完善，血清免疫球蛋白（尤其是IgM、IgA）和胃肠道分泌型IgA均较低。正常肠道菌群对入侵的致病微生物有拮抗作用，新生儿尚未建立正常肠道菌群时，改变饮食使肠道内环境改变时，或滥用广谱抗生素时，均可使肠道菌群失调，而患肠道感染。

人工喂养母乳中含有大量体液因子（SIgA、乳铁蛋白）、巨噬细胞和粒细胞、溶菌酶、溶酶体，有很强的抗肠道感染作用。人工喂养的家畜乳中虽有某些上述成分，但在加热过程中被破坏，而且人工喂养的家畜和食具极易受污染，故肠道感染率明显升高。

（二）感染因素

根据感染因素可分为消化道内感染与消化道外感染，以前者为主。消化道内感染可由病毒、细菌、真菌、寄生虫引起，以前两者多见，尤其是病毒。

1. 病毒感染

80％的婴幼儿腹泻由病毒感染引起。病毒性肠炎主要病原为轮状病毒（rotavirus），其次有星状和杯状病毒、肠道病毒（包括柯萨奇病毒、埃可病毒、肠道腺病毒）、诺沃克病毒、冠状病毒等。

2. 细菌感染（不包括法定传染病）

（1）致腹泻大肠杆菌。根据引起腹泻的大肠杆菌不同致病毒性和发病机制，已知菌株可分为5大组：①致病性大肠杆菌；②产毒性大肠杆菌；③侵袭性大肠杆菌；④出血性大肠杆菌；⑤黏附-集聚性大肠杆菌。

（2）空肠弯曲菌。与肠炎有关的空肠弯曲菌有空肠型、结肠型和胎儿型3种，致病菌直接侵入空肠、回肠和结肠黏膜，引起侵袭性腹泻，某些菌株亦能产生肠毒素。

（3）耶尔森菌。除侵袭小肠、结肠黏膜外，还可产生肠毒素，引起侵袭性和分泌性腹泻。

（4）其他。沙门菌（主要为鼠伤寒和其他非伤寒、副伤寒沙门菌）、金黄色葡萄球菌、绿脓杆菌、变形杆菌等均可引起腹泻。

3. 真菌感染

真菌感染大多在使用广谱抗生素或肾上腺皮质激素后继发，致腹泻的真菌有念珠菌、曲菌、毛霉菌，小儿以白色念珠菌多见。

4. 寄生虫感染

常见寄生虫为蓝氏贾第鞭毛虫、阿米巴原虫和隐孢子虫等。

消化道外感染有时亦可产生腹泻症状，常见于中耳炎、上呼吸道感染、肺炎、肾盂肾炎、皮肤感染或急性传染病等，可因发热及感染原释放的毒素作用而并发腹泻。有时病原体（主要是病毒）可同时感染肠道。

滥用抗生素也可引起腹泻。长期、大量地使用广谱抗生素可引起肠道菌群紊乱、耐药性金黄色葡萄球菌、变形杆菌、绿脓杆菌、难辨梭状芽孢杆菌或白色念珠菌等可大量繁殖，引起药物较难控制的肠炎，有学者称之为抗生素相关性腹泻（AAD）。

（三）非感染因素

（1）饮食因素。喂养不当可引起腹泻。例如：人工喂养时蛋白质缺乏、碳水化合物过多，易引起肠内发酵过程增加而大便过稀；喂养不定时、饮食量不当、突然改变食物品种，或过早喂给大量淀粉或脂肪类食品，可以起消化功能紊乱；果汁，特别是那些含高果糖或山梨醇的果汁，可引起高渗性腹泻；肠道刺激物（调料、富含纤维素的食物）也可引起腹泻；对牛奶或大豆（豆浆）过敏可引起过敏性腹泻。

（2）不耐受碳水化合物。原发性或继发性双糖酶（主要为乳糖酶）缺乏或活性降低，肠道对糖的消化吸收不良而引起腹泻。

（3）气候因素。气候突然变化、腹部受凉使肠蠕动增加；天气过热消化液分泌减少或由于口渴而饮奶过多等都可能诱发消化功能紊乱致腹泻。

二、发病机制

（一）感染性腹泻

病原微生物能否引起肠道感染，取决于宿主防御功能的强弱、感染菌量的大小及微生物毒力的大小。

1. 病毒性肠炎

各种病毒侵入肠道后，在小肠绒毛顶端的柱状上皮细胞内复制，使细胞发生空泡变性和坏死，微绒毛肿胀破坏，受累的肠黏膜上皮细胞脱落，遗留不规则的裸露病变，致使肠壁吸收水分和电解质的能力受损，肠液在肠腔内大量积聚而引起腹泻。同时，发生病变的肠黏膜细胞分泌双糖酶不足且活性降低，使食物中的糖类消化不全而积滞在肠腔内，并被细菌分解成小分子的短链有机酸，使肠液的渗透压增高。微绒毛破坏亦造成载体减少，上皮细胞钠转运功能障碍，水和电解质进一步丧失。

2. 细菌性肠炎

肠道感染的病原菌不同，发病机制亦不同。

（1）肠毒素性肠炎：各种产生肠毒素的细菌可引起分泌性腹泻，如霍乱弧菌、产毒性大肠杆菌等。病原体侵入肠道后，一般仅在肠腔内繁殖，不侵入肠黏膜。细菌在肠腔释放肠毒素，使小肠液分泌增多，超过结肠的吸收限度而发生腹泻，排出大量水样便，导致患儿脱水和电解质紊乱。

（2）侵袭性肠炎：各种侵袭性细菌感染可引起渗出性腹泻，如志贺菌属、沙门菌属、侵袭性大肠杆菌、空肠弯曲菌、耶尔森菌和金黄色葡萄球菌等均可直接侵袭小肠或结肠肠壁，使黏膜充血、水肿，炎症细胞浸润引起渗出和溃疡等病变。患儿排出含有大量白细胞和红细胞的菌痢样粪便。结肠由于炎症病变而不能充分吸收来自小肠的液体，并且某些致病菌还会产生肠毒素，故亦可发生水样腹泻。

（二）非感染性腹泻

非感染性腹泻主要是由饮食不当而引起的。当进食过量或食物成分不恰当时，消化过程发生障碍，食物不能被充分消化和吸收而积滞在小肠上部，使肠腔内的酸度降低，有利于肠道下部的细菌上移和繁殖。食物发酵和腐败，分解产生的短链有机酸使肠腔内渗透压增高，腐败性毒性产物刺激肠壁使肠蠕动增加导致腹泻，进而发生脱水和电解质紊乱。

三、临床表现

不同病因引起的腹泻各具不同的临床特点和不同的临床过程，故在临床诊断中常包括病程、轻重及估计可能的病原。一般来说，连续病程在2周以内的腹泻为急性腹泻，连续病程2周至2个月的为迁延性腹泻，慢性腹泻的连续病程为2个月以上。

（一）急性腹泻

1. 一般症状，因腹泻的轻重而异

（1）轻型腹泻：主要是大便次数增多，每日数次至十余次，但每次粪便量不多，稀薄或带水，呈黄色或黄绿色，有酸味，常见白色或黄白色奶瓣和泡沫；无脱水及全身中毒症状，多在数日内痊愈。常由饮食因素及肠道外感染引起，起病可急可缓，以胃肠症状为主，食欲不振，偶有溢乳或呕吐，体温正常或偶有低热，精神尚可。

（2）重型腹泻：多由肠道内感染引起，常急性起病；也可由轻型逐渐加重、转变而来，除有较重的胃肠症状外，还有较明显的脱水、电解质紊乱和全身感染中毒症状，如发热、精神烦躁或萎靡、嗜睡，甚至昏迷、休克。

①胃肠症状：食欲低下，常有呕吐，严重者可吐咖啡色液体；腹泻频繁，大便每日十余次至数十次，多为黄色水样或蛋花样便，含有少量黏液，少数患儿也可有少量血便。

②脱水：由于吐泻丢失体液和摄入量不足，使体液总量尤其是细胞外液量减少，导致不同程度（轻、中、重）脱水。由于腹泻患儿丧失的水和电解质的比例不尽相同，可造成等渗、低渗或高渗性脱水，以前两者多见。出现眼窝、囟门凹陷，尿少、泪少，皮肤黏膜干燥、弹性下降，甚至血容量不足引起末梢循环的改变。

③酸中毒：患儿表现为精神萎靡不振，口唇樱红，呼吸深大，呼出气凉，有丙酮味等症状，但婴儿症状可以很不典型。酸中毒发生的原因是：腹泻丢失大量碱性物质；进食少，肠吸收不良，热卡不足使机体得不到正常能量供应导致脂肪分解增加，产生大量酮体；脱水时血容量减少，血液浓缩使血流缓慢，组织缺氧导致无氧酵解增多而使乳酸堆积；脱水使肾血流量不足，其排酸、保钠功能低下使酸性代谢产物滞留体内。

④低钾血症：胃肠液中含钾较多，呕吐和腹泻丢失大量钾盐（腹泻时粪便中含钾量为17.9±11.8 mmol/L）；进食少，钾的摄入量不足；肾保钾功能比保钠功能差，缺钾时仍有一定量的钾继续排出，所以腹泻病时常有体内缺钾。但在脱水未纠正前，由于血液浓缩，酸中毒时钾由细胞内向细胞外转移，尿少而致钾排出量减少等，体内钾总量虽然减少，但血清钾多数正常。随着脱水、酸中毒被纠正，排尿后钾排出增加、粪便继续失钾，以及输入葡萄糖合成糖原时消耗钾等因素使血钾迅速下降，出现不同程度的缺钾症状，如精神不振、无力、腹胀、心律失常、碱中毒等，严重者可出现肌肉麻痹（呼吸肌麻痹、肠麻痹、膀胱麻痹等）、心率减慢、心脏扩大等症状，可危及生命。

⑤低钙、低镁血症：腹泻患儿进食少，吸收不良，大便时丢失钙、镁，可使体内钙、镁减少，活动性佝偻病和营养不良患儿更多见。但是脱水、酸中毒时由于血液浓缩、离子钙增多等，不出现低钙的症状，待脱水、酸中毒纠正后则出现低钙症状；极少数久泻和营养不良患儿输液后出现震颤、抽搐。用钙治疗无效时应考虑有低镁血症可能。

2. 几种常见类型肠炎的临床特点

（1）轮状病毒肠炎。轮状病毒是秋冬季小儿腹泻最常见的病原，呈散发或小流行，经粪-口传播，也可通过气溶胶形式经呼吸道感染而致病。多发生在6～24个月的婴幼儿身上，潜伏期1～3天。起病急，早期出现呕吐，常伴发热和上呼吸道感染症状，无明显感染中毒症状。病初1～2天即开始排水样便，次数多、量多、水分多，黄色水样或蛋花样便带少量黏液，无腥臭味；常并发脱水、酸中毒及电解质紊乱。近年报道，轮状病毒感染亦可侵犯多个器官，可产生神经系统症状，如惊厥等；50%左右的患儿血清心肌酶谱异常，提示心肌受累，少数患儿可合并暴发性心肌炎，甚至猝死，因而对精神、面色差，心音低钝的患儿应及时行心电图及心肌酶检查。本病为自限性疾病，数日后呕吐渐停、腹泻减轻，不喂乳类的患儿恢复更快，自然病程3～8天，少数较长。粪便镜检偶有少量白细胞，感染后1～3天即有大量病毒自粪便中排出，最长可达6天。血清抗体一般在感染后3周上升。病毒较难分离，有条件可直接用电镜检测病毒，或用酶联免疫吸附测定（ELISA）法检测病毒抗原、抗体，或用PCR及核酸探针技术检测病毒抗原。

（2）诺沃克病毒性肠炎。主要发病季节为春季、秋季、冬季，发病年龄1～10岁，多见于年长儿和成人。潜伏期1～2天，起病急慢不一。可有发热、呼吸道症状。腹泻和呕吐轻重不等，粪便量中等，为稀便或水样便，伴有腹痛。病情重者体温较高，伴有乏力、头痛、肌肉痛等症状。本病为自限性疾病，症状持续1～3天。粪便及周围血常规检查一般无特殊发现。

（3）产毒性细菌引起的肠炎。多发生在夏季。潜伏期1～2天，起病较急。轻症仅大便次数稍增，性状轻微改变。重症腹泻频繁，量多，呈水样或蛋花样混有黏液，镜检无白细胞。伴呕吐，常发生脱水、电解质和酸碱平衡紊乱。本病为自限性疾病，自然病程3～7天，亦可较长。

（4）侵袭性细菌性肠炎。全年均可发病，多见于夏季。潜伏期长短不等，细菌侵袭肠黏膜，可引起小肠黏膜和结肠黏膜炎性渗出，产生脓血便，临床表现类似于志贺杆菌性痢疾。起病急、高热，甚至可以发生热惊厥。腹泻频繁，粪便呈黏液状，带脓血，有腥臭味。常伴恶心、呕吐、腹痛和里急后重，可出现严重的中毒症状，如高热、意识改变，甚至感染性休克。粪便镜检有大量白细胞及数量不等的红细胞。粪便细菌培养可找到相应的致病菌。其中，空肠弯曲菌常侵犯空肠和回肠，且有脓血便，腹痛甚剧烈，易误诊为阑尾炎，亦可并发严重的小肠结肠炎、败血症、肺炎、脑膜炎、心内膜炎、心包炎等，格林–巴利综合征与空肠弯曲菌感染有关。耶尔森菌小肠结肠炎，多发生在冬季和早春，可引起淋巴结肿大，亦可产生肠系膜淋巴结炎，症状可与阑尾炎相似，也可引起咽痛和颈淋巴结炎。鼠伤寒沙门菌小肠结肠炎，有胃肠炎型和败血症型，新生儿和不满1岁的婴儿尤易感染，新生儿多为败血症型，常引起暴发流行，可排深绿色黏液脓便或白色胶冻样便。

（5）出血性大肠杆菌肠炎。临床表现为发热、呕吐，痉挛性腹痛，大便次数增多，开始为黄色水样便，后转为血水便，有特殊臭味。粪便镜检有大量红细胞，常无白细胞。个别病例可伴发溶血尿毒综合征和血栓性血小板减少性紫癜。

（6）抗生素诱发的肠炎。

①金黄色葡萄球菌肠炎。多继发于使用大量抗生素后，病程与症状常与菌群失调的程度有关，有时继发于慢性疾病的基础上。表现为发热、呕吐、腹泻、不同程度的中毒症状、脱水和电解质紊乱，甚至发生休克。典型粪便为暗绿色，量多带黏液，少数为血便。粪便镜检有大量脓细胞和成簇的G^+球菌，培养有葡萄球菌生长，凝固酶阳性。

②伪膜性小肠结肠炎。由难辨梭状芽孢杆菌引起。除万古霉素和胃肠道外用的氨基糖甙类抗生素外，几乎各种抗生素均可诱发本病。可在用药1周内或迟至停药后4~6周发病。亦见于外科手术后，或患有肠梗阻、肠套叠、巨结肠等病的体弱患儿。难辨梭状芽孢杆菌大量繁殖，产生毒素A（肠毒素）和毒素B（细胞毒素）。本病表现为腹泻，轻症大便每日数次，停用抗生素后很快痊愈。重症频泻，黄绿色水样便，可有伪膜排出，为坏死毒素致肠黏膜坏死所形成的伪膜。黏膜下出血可引起大便带血，可出现脱水、电解质紊乱和酸中毒，伴有腹痛、腹胀和全身中毒症状，甚至发生休克。对可疑病例可行结肠镜检查。大便厌氧菌培养、组织培养法检测细胞毒素可协助确诊。

③真菌性肠炎。多为白色念珠菌所致，多见于2岁以下婴儿。常并发其他感染，或肠道菌群失调。病程迁延，常伴鹅口疮。大便次数增多，黄色稀便，泡沫较多带黏液，有时可见豆腐渣样细块（菌落）。粪便镜检有真菌孢子和菌丝，如芽孢数量不多，应进一步以沙氏培养基做真菌培养确诊。

（二）迁延性、慢性腹泻

迁延性、慢性腹泻的病因复杂，感染、营养物质过敏、酶缺陷、免疫缺陷、药物因素、先天性畸形等均可引起。以急性腹泻未彻底治疗或治疗不当、迁延不愈最为常见。人工喂养、营养不良小儿的患病率高，其原因为：①重症营养不良小儿的胃黏膜萎缩，胃液酸度降低，使胃杀菌屏障作用明显减弱，有利于胃液和十二指肠液中的细菌和酵母菌大量繁殖；②营养不良小儿的十二指肠、空肠黏膜变薄，肠绒毛萎缩、变性，细胞脱落增加，双糖酶尤其是乳糖酶活性及刷状缘肽酶活性降低，小肠有效吸收面积减少，引起各种营养物质的消化吸收不良；③重症营养不良小儿腹泻时，小肠上段细菌显著增多，十二指肠内厌氧菌和酵母菌过度繁殖，由于大量细菌对胆酸的降解作用，使游离胆酸浓度增高，损害小肠细胞，同时阻碍脂肪微粒形成；④营养不良小儿常有肠动力的改变；⑤长期滥用抗生素引起肠道菌群失调，使正常肠道菌群的作用不能发挥；⑥重症营养不良小儿免疫功能缺陷，抗 G^- 杆菌有效的IgM抗体、起黏膜保护作用的分泌型IgA抗体、吞噬细胞功能和补体水平均降低，因而增加了对病原和食物蛋白抗原的易感性。故营养不良小儿患腹泻时易迁延不愈，持续腹泻又加重了营养不良，两者互为因果，最终引起免疫功能低下，继发感染，形成恶性循环，导致多器官功能异常。

对于迁延性、慢性腹泻的病因诊断，必须详细询问病史，全面体格检查，正确选用有效的辅助检查。①粪便常规、肠道菌群分析、粪便酸度、还原糖和细菌培养；②十二指肠液检查，分析pH、胰蛋白酶、糜蛋白酶、肠激酶及血清胰蛋白酶原以判断蛋白质的消化吸收能力，测定十二指肠液的脂酶、胆盐浓度以了解脂肪的消化吸收状况，还可进行细菌培养和寄生虫卵的检测；③小肠黏膜活检是了解慢性腹泻病理生理变化的最可靠方法。必要时还可做蛋白质、碳水化合物和脂肪的吸收功能试验，以及X线、结肠镜等检查综合分析判断。

四、诊断和鉴别诊断

根据发病季节、病史（包括喂养史和流行病学资料）、临床表现和粪便性状可以做出临床诊断。必须判定有无脱水（程度和性质）、电解质紊乱和酸碱失衡。注意寻找病因，从临床诊断和治疗需要考虑，可先根据粪便常规有无白细胞将腹泻分为两组。

（一）粪便无白细胞或偶见少量白细胞者

粪便无白细胞或偶见少量白细胞者为侵袭性细菌以外的病因（病毒、非侵袭性细菌、寄生虫等肠道内、外感染或喂养不当）引起的腹泻，多为水泻，有时伴脱水症状，应与下列疾病相鉴别。

生理性腹泻多见于6个月以内婴儿，外观虚胖，常有湿疹，生后不久即出现腹泻，除大便次数增多外，无其他症状，食欲好，不影响生长发育。近年来发现此类腹泻可能为乳糖不耐受的一种特殊类型，添加辅食后，大便即逐渐转为正常。

导致小肠消化吸收功能障碍的各种疾病有乳糖酶缺乏、葡萄糖半乳糖吸收不良、失氯性腹泻、原发性胆酸吸收不良、过敏性腹泻等，可根据各病特点进行粪便酸度、还原糖试验等检查方法加以鉴别。

（二）粪便有较多白细胞者

粪便有较多白细胞者表明结肠和回肠末端有侵袭性炎症病变，常为各种侵袭性细菌感染所致，仅凭临床表现难以区别，必要时应进行粪便细菌培养，细菌血清型和毒性检测，尚需与下列疾病相鉴别。

1. 细菌性痢疾

常有流行病学病史，起病急，全身症状重。便次多、量少，排脓血便伴里急后重，粪便镜检有较多脓细胞、红细胞和吞噬细胞，粪便细菌培养有志贺痢疾杆菌生长可确诊。

2. 坏死性肠炎

中毒症状较严重，腹痛、腹胀、频繁呕吐、高热，大便暗红色糊状，渐出现典型的赤豆汤样血便，常伴休克。腹部立位、卧位X线摄片呈小肠局限性充气扩张，肠间隙增宽，肠壁积气等。

五、治疗与用药指导

治疗原则：调整饮食，预防和纠正脱水，合理用药，加强护理，预防并发症。急性腹泻多注意维持水、电解质平衡及抗感染，迁延性、慢性腹泻则应注意肠道菌群失调问题及饮食疗法问题。

（一）急性腹泻的治疗

1. 饮食疗法

腹泻时进食和吸收减少，如限制饮食过严或禁食过久常造成营养不良，并发酸中毒，以致病情迁延不愈，影响生长发育。故应强调继续饮食，满足生理需要，补充疾病消耗，以缩短腹泻后的康复时间，应根据疾病的特殊病理生理状况、个体消化吸收功能和平时的饮食习惯进行合理调整。一般母乳喂养者可继续哺喂母乳，暂停辅食。人工喂养儿，6个月以下者可喂以米汤或水稀释的牛奶，6个月以上者宜选用平时习惯的少渣食品，如粥、面条等，少量多餐，逐渐过渡到正常饮食。严重轮状病毒肠炎和小肠双糖酶缺陷者对含乳糖和蔗糖的饮食不耐受，可选用不含乳糖、蔗糖的植物蛋白代乳品5~7日。对严重频繁呕吐者可暂时禁食4~6小时，时间宜短。腹泻停止后，可每日加餐1次，连续2周，以期赶上正常生长。

2. 纠正水、电解质紊乱及酸碱失衡

（1）口服补液：口服补液盐（ORS）可用于腹泻时预防脱水及纠正轻度、中度脱水。轻度脱水口服液量为50~80 mL/kg，中度脱水口服液量为80~100 mL/kg，于8~12小时将累积损失量补足。如果患儿眼睑出现水肿，则停止服用ORS液，改用白开水或母乳，水肿消除后继续按治疗方案服用ORS液。脱水纠正后，可将ORS用等量水稀释，按病情需要随意口服。因ORS为2/3张含钠液，故新生儿和有明显呕吐、腹胀、休克、心肾功能不全等患儿不宜采用口服补液。

（2）静脉补液：适用于中度以上脱水、吐泻严重或腹胀的患儿。输用溶液的成分、量和滴注持续时间必须根据不同的脱水程度和性质决定，先补累积损失量，再给继续损失量和生理需要量，注意个体化，结合年龄、营养状况、自身调节功能而灵活掌握。

①第1天补液。总量包括补充累积损失、继续损失量和生理需要量，一般轻度脱水为90~120 mL/kg，中度脱水为120~150 mL/kg，重度脱水为150~180mL/kg，对少数营养不良、肺炎、心肾功能不全的患儿尚应根据具体病情分别做较详细的计算。溶液种类：一般等渗性脱水用1/2张含钠液，低渗性脱水用2/3张含钠液，高渗性脱水用1/3张含钠液。若临床判断脱水性质有困难时，可先按等渗性脱水处理。输液速度：主要取决于脱水程度和继续损失的量和速度，对重度脱水有明显周围循环障碍者应先快速扩容，20 mL/kg等渗含钠液，30~60分钟快速输入。在扩容后根据脱水性质选用前述溶液继续静脉滴注，以补充累积损失量，一般在8~12小时补完，每小时8~10 mL/kg。脱水纠正后，在补充继续损失量和生理需要量时速度宜减慢，于12~16小时补完，约每小时5 mL/kg。若吐泻缓解，可酌情减少补液量或改为口服补液。纠正酸中毒：因输入的混合溶液中已含有一部分碱性溶液，输液后循环和肾功能改善，酸中毒即可纠正。也可根据临床症状结合血气测定结果，另加碱性液纠正。对重度酸中毒可用1.4%碳酸氢钠扩容，兼有扩充血容量及纠正酸中毒的作用。纠正低钾：有尿或来院前6小时内有尿即应及时补钾，浓度不应超过0.3%，每日静脉补钾时间不应少于8小时；切忌将钾盐静脉推入，否则导致高钾血症，危及生命。细胞内的钾浓度恢复正常要有一个过程，因此纠正低钾血症需要有一定的时间，一般静脉补钾要持续4~6天。能口服时可改为口服补充。纠正低钙、低镁：出现低钙症状时可用10%葡萄糖酸钙（每次1~2 mL/kg，最大量小于10 mL）加葡萄糖稀释后静注。低镁者用25%硫酸镁按每次0.1 mg/kg深部肌内注射，每6小时一次，每日3~4次，症状缓解后停用。

②第二天及以后的补液。经第一天补液后，脱水和电解质紊乱已基本纠正，第二天及以后主要是补充继续损失量（防止发生新的累积损失）和生理需要量，继续补钾，供给热量。一般可改为口服补液。若腹泻仍频繁或口服量不足者，仍需静脉补液。补液量需根据吐泻和进食情况估算，并供给足够的生理需要量，用1/5~1/3张含钠液补充。继续损失量是按"丢多少补多少""随时丢随时补"的原则，用1/3~1/2张含钠溶液补充。将这两部分相加于12~24小时均匀静滴。仍要注意继续补钾和纠正酸中毒的问题。

3．药物治疗

（1）控制感染。①水样便腹泻患儿多为病毒及非侵袭性细菌感染，一般不用抗菌药物，应合理使用液体疗法，选用微生态制剂和黏膜保护剂。如伴有明显中毒症状不能用脱水解释者，可酌情选用抗菌药物治疗。②黏液、脓血便患儿多为侵袭性细菌感染，应根据临床特点，针对病原选用抗菌药物，再根据粪便细菌培养和药敏试验结果进行调整。并应根据抗菌药物的性质，制定合理的给药方案。一般中度、重度感染以肠道外给药为主，轻度感染以口服给药为主。联合用药用于病因不明的严重感染和单一药物不能控制的严重和混合感染。对大肠杆菌、空肠弯曲菌、耶尔森菌、鼠伤寒杆菌所致感染可选用小檗碱、庆大霉素、氨苄西林、红霉素、头孢菌素类等。对金黄色葡萄球菌所致感染可用半合成耐青霉素酶的青霉素，如苯唑西林钠、氯唑西林钠、双氯西林钠或头孢菌素、万古霉素。伪膜性肠炎可用甲硝唑、万古霉素、利福平等，真菌性肠炎可用制霉菌素、氟康唑。

（2）微生态疗法。微生态药物可补充人体有益的正常菌群，恢复微生态平衡，重建人体天然屏障以拮抗或抵御外界病原的侵犯，有利于控制腹泻。常用双歧杆菌、嗜酸乳杆菌、粪链球菌、耐酸性芽孢菌制剂。本类药物分为活菌制剂和灭活冻干制剂，其中活菌制剂不能与抗菌药物同用，应间隔一段时间。

（3）肠黏膜保护剂。小儿腹泻的发病与肠黏膜屏障功能破坏有密切关系，因此维护和修复肠黏膜屏障功能是治疗腹泻的方法之一。肠黏膜保护剂能吸附病原体和毒素，维持肠细胞的吸收和分泌功能，与肠道黏液糖蛋白相互作用可增强其屏障功能，阻止病原微生物的攻击，常用蒙脱石制剂思密达，每日3~9 g，分3~4次加水摇匀于两餐间口服。与其他药合用时，宜在服本品前1小时服用，以免降低疗效。

（4）避免使用止泻药物。对腹泻患儿一般不宜用止泻剂，应着重病因治疗和液体疗法。

（二）迁延性、慢性腹泻的治疗

因迁延性、慢性腹泻常伴有营养不良和其他并发症，病情较为复杂，所以必须采取综合治疗措施。

1. 积极寻找引起病程迁延的原因

针对病因进行治疗，切忌滥用抗生素，避免顽固的肠道菌群失调。

2. 预防和治疗脱水，纠正电解质及酸碱平衡紊乱

3. 营养治疗

此类患儿多有营养障碍，继续喂养对促进疾病恢复是必要的治疗措施，禁食对机体有害。

（1）继续母乳喂养。由于母乳具有营养丰富，含有许多免疫因子且相对低渗等优点，可缩短病程促进腹泻病恢复，因此对母乳喂养婴儿应鼓励继续喂养。

（2）人工喂养儿应调整饮食。不满6个月的婴幼儿用牛奶加等量米汤或水稀释，2天后恢复到正常饮食，或用发酵奶（酸奶），也可用奶–谷类混合物，每天喂6次，以保证足够的热量；大于6个月的婴儿可用已习惯的日常饮食，如稠粥、面条，加少量熟植物油、蔬菜、鱼末或肉末等，由少到多，由稀到稠。

（3）双糖不耐受。患儿由于有不同程度的原发性或继发性双糖酶缺乏，食用含双糖（包括蔗糖、乳糖、麦芽糖）的饮食可使腹泻加重，其中以乳糖不耐受最多见，治疗宜采用去双糖饮食，可采用豆浆（每100 mL鲜豆浆加5～10 g葡萄糖）、酸奶，或去乳糖配方奶粉。

（4）过敏性腹泻。患儿在应用无双糖饮食后腹泻仍未改善时，需考虑其对蛋白质过敏（如对牛奶或大豆蛋白过敏）的可能性，应改用其他含蛋白的饮食，如猪肉泥。

（5）要素饮食。肠黏膜受损伤患儿最理想的食物，系由氨基酸、葡萄糖、中链甘油三酯、多种维生素和微量元素组合而成。即使在严重黏膜损害和胰消化酶、胆盐缺乏情况下仍能吸收与耐受，应用时的浓度和量视患儿临床状态而定。

（6）静脉输入营养。少数严重患儿不能耐受口服营养物质，可采用静脉输入方式。推荐方案为：脂肪乳剂每日2～3 g/kg，复方氨基酸每日2～2.5 g/kg，葡萄糖每日12～15 g/kg，电解质及多种微量元素适量，液体每日120～150 mL/kg，热卡每日50～90 cal/kg，总液量在24小时内通过外周静脉均匀输入，好转后改为口服。

4. 药物治疗

（1）抗生素。抗生素仅用于分离出特异病原感染的患儿，并根据药物敏感试验选用。滥用抗菌药物会加重肠道菌群紊乱，破坏微生态平衡而加重腹泻。

（2）补充微量元素和维生素。锌、铁、烟酸，以及维生素A、B_{12}、B_1、C和叶酸等，有助于肠黏膜的修复。

（3）微生态疗法。微生态药物可补充人体有益的正常菌群，恢复微生态平衡。常用双歧杆菌、嗜酸乳杆菌、粪链球菌制剂。①肠乐为活双歧杆菌胶囊，每粒含双歧杆菌0.5亿个。用法为口服0.5～1粒/次，每天2次。若灌肠给药，则5～10粒/次，溶于20 mL生理盐水中，每天1～2次。因其系活菌制剂，服药时水温不可超过37℃，不宜与抗生素及吸附剂同服，应间隔2～3小时。②培菲康为双歧杆菌、嗜乳酸杆菌及粪链球菌的三联活菌制剂，每粒胶囊210 mg，口服后可完全、迅速地到达肠道，第2天可从服用者粪便中检出内服菌种，第4天菌量达到高峰，第11天维持正常。用法为0～1岁0.5粒/次，1～6岁1粒/次，6～13岁1～2粒/次，每天2～3次，温水冲服。③乐托尔为嗜酸乳杆菌及其代谢物经加热灭菌、冰冻干燥制成的散剂，每袋内含乳酸菌50亿个。能与肠细胞结合，抑制致病菌与肠细胞的粘连，并能抑制肠道致病菌的生长繁殖。用法为口服，1袋/次，每天2次。本品所含菌株已经灭活，故与抗生素同服时不影响本品疗效。

（4）应用肠黏膜保护剂。

（三）药物不良反应及预防

1. 青霉素类

主要不良反应为过敏反应，对有青霉素过敏史的患者，宜改用其他药物治疗。对于无青霉素过敏史的患者，应进行青霉素皮试。若出现过敏性休克，应立即采取抢救措施。

2. 氨基糖苷类

主要不良反应为耳、肾毒性，应进行血药浓度监测，也应监测肾功能和听力。

3. 大环内酯类

有肝毒性反应，主要表现为胆汁淤积、转氨酶升高等，一般停药后可恢复。静脉滴注可引起静脉炎，故滴注液宜稀（<0.1％），滴入速度不宜过快。

4. 头孢菌素类

不良反应有过敏反应、胃肠反应、肝毒性、肾损害、凝血功能障碍等，应补充B族维生素和维生素K。肾功能不全者应按内生肌酐清除率调整药物剂量。

5. 甲硝唑

甲硝唑可引起周围神经炎和惊厥，遇此情况应考虑停药（或减量）。本药可诱发白色念珠菌病，必要时可并用抗念珠菌药。应用期间应减少钠盐摄入量，如食盐过多可引起钠潴留。本药经肝代谢，肝功能不足者药物可蓄积，应酌情减量。

6. 万古霉素

万古霉素可引起口麻、刺痛感、皮肤瘙痒、嗜酸性粒细胞增多、药物热、感冒样反应以及血压剧降、过敏性休克等，还可致严重的耳中毒和肾中毒，通常不作为第一线药物应用，在常用抗菌药物无效时应用。肾功能不全者禁用。

7. 利福平

利福平可致恶心、呕吐、食欲不振、腹泻、胃痛、腹胀等胃肠反应，还可致白细胞减少、血小板减少、嗜酸性粒细胞增多、肝功能受损，用药期间应检查肝功能，肝功能不全者慎用。

8. 制霉菌素

口服制霉菌素剂量大时可出现恶心、呕吐等消化道症状，严重时应减量、停药。肝肾功能不全者慎用。

9. 氟康唑

较常见的不良反应有恶心、头痛、皮疹、呕吐，还有一定的肝毒性。遇有肝功能变化要及时停药或处理。

第三节　功能性消化不良

功能性消化不良（FD）是一组表现为上腹部不适、疼痛和上腹胀症状，经各项检查排除器质性疾病的临床综合征，常在餐后加重，并可伴有早饱、食欲缺乏、恶心或呕吐。多见于4岁以上儿童，患病率与不同的国家地区、年龄、性别，以及采用的诊断标准有关。目前认为，FD是一种多致病因素综合作用于不同环节和水平而导致上胃肠动力感觉异常的功能性胃肠病，在不同的个体中可能存在相对不同的病因和机制。

一、临床表现

（一）症状

FD的症状主要包括上腹痛（脐到剑突下范围）、上腹不适、腹胀、早饱、嗳气、厌食、恶心和呕吐。症状长期反复发作，有时可自行缓解。常以某一症状为主或者多个症状叠加。有时与下腹痛、腹泻和便秘等下胃肠症状相重叠。

FD也有环境、心理及饮食不当等诱因。注重进餐和消化不良症状的关系有助于分析消化不良的病理生理基础，是酸相关性还是动力障碍相关性的消化不良，从而更有效地指导治疗。患儿空腹时上腹不适、疼痛或腹胀，进餐后减轻，很可能与胃酸分泌不当相关。患儿空腹时无症状，进餐后出现上腹部不适、疼痛、早饱和上腹胀等症状，或空腹时有症状而餐后加重，消化不良可能与胃动力障碍相关。

应仔细询问病史，尤其是报警症状，如消瘦、贫血、夜间疼醒、持续呕吐、体重下降等，排除导致消化不良症状的器质性疾病。

（二）体征

FD是一个以症状学为基础的诊断，多无明显的阳性体征。部分患儿可有上腹部轻压痛。查体时应注意观察有无提示器质性疾患的相关线索。

二、辅助检查

应选择合适的检查排除器质性疾病导致的消化不良，方可考虑FD诊断。

（1）实验室检查：血常规、大便隐血、甲状腺功能、生化检查（肝肾功能、电解质和血糖）以及自身抗体等，有助于排除内分泌代谢、感染和自身免疫性疾病。

（2）影像学检查：消化道造影检查可排除胃、十二指肠溃疡、肠旋转不良、炎性肠病和假性肠梗阻等，并可提示胃肠动力异常。腹部超声可排除肝胆胰腺疾病。

（3）内镜检查：可发现胃、十二指肠溃疡和糜烂性胃炎等器质性病变，并可进行HP检测。内镜和病理诊断为慢性轻度黏膜炎症时并不影响FD诊断。对于儿童FD，胃镜并不是必须检查的。

（4）胃肠动力和感知功能检查：包括胃电图、胃肠感觉功能评价、胃排空和消化道测压检查等，可了解胃肠动力功能和内脏感知有无异常，必要时进行心理测试。

三、诊断标准

对存在消化不良症状的患儿，首先应详细询问病史和查体，酌情进行生化、影像学和内镜检查排除器质性疾病，有条件可进行胃肠动力和感知的相关检查。

目前推荐采用罗马Ⅲ诊断标准。

诊断前至少有2个月满足以下所有条件，且每周均有发作。

（1）持续或者反复发作的上腹部（脐上）疼痛和不适感。

（2）与排便行为、排便频率和大便性状无关（可排除肠易激综合征）。

（3）无炎症、解剖学、代谢性和肿瘤性疾病的证据。4岁以上的患儿，如果能够描述主诉，可以参考成人标准，将FD分为餐后不适综合征和上腹疼痛综合征两个亚型。

四、鉴别诊断

许多器质性疾病可引起消化不良症状，应予以鉴别，包括食管炎、消化性溃疡、炎性肠病、消化道肿瘤、内分泌代谢性疾病（如糖尿病、甲状腺功能低下）、肾脏病、感染和自身免疫性疾病（如进行性系统性硬化）等。另外，某些药物（主要为非甾体抗炎药）也可导致消化不良症状。

儿童消化不良应警惕的报警症状有持续右上腹或左下腹疼痛、吞咽困难、持续呕吐、消化道出血、不明原因发热、体重减轻、生长迟缓、贫血、夜间腹泻（不支持肠易激综合征）、严重疼痛影响患儿睡眠、关节炎症、肛周疾病、消化性溃疡和炎性肠病家族史等。

五、治疗

FD的病因不清，发病机制复杂，为多致病因素综合作用的结果，治疗上应注意遵循个体化原则。治疗的目的是快速缓解症状，提高生活质量。

（一）一般治疗

注意去除诱因，调整生活方式，避免应用非甾体抗炎药，纠正不良饮食习惯（咖啡、辛辣食物和高脂肪食物等），消除社会环境和情感因素对病情的影响。

（二）药物治疗

应首先详细询问病史，区分是酸相关性还是动力障碍相关性的消化不良，酸相关性消化不良患儿可试用抑酸剂（H_2受体拮抗剂和质子泵抑制剂）治疗，而动力障碍相关性消化不良患儿选用促动力剂（多潘立酮和莫沙比利等）治疗。H_2受体拮抗剂包括西咪替丁［20～30 mg/（kg·d），分2次口服］、雷尼替丁［5～7 mg/（kg·d），分2次口服］和法莫替丁［0.6～1.0 mg/（kg·d），分2次口服］。质子泵抑制剂常用奥美拉唑［0.6～0.8 mg/（kg·d），每天1次］。促动力剂以多潘立酮（吗丁啉）最常用，每次0.3 mg/kg，每天3次，餐前30分钟服用。抑酸剂和促动力剂可联合应用。对于合并HP感染者可予以根除。

（三）心理干预

治疗合并精神心理障碍的患儿应加强认知和行为治疗，进行精神心理调整。必要时可予以抗焦虑、抑郁药物治疗。

第四节　胃炎

胃炎是指一种或几种有害因子作用于胃黏膜引起的炎症性病变。胃炎和消化性溃疡有密切关系。随着消化内镜在儿科的应用普及，人们对胃炎的认识有了显著的提高。在我国小儿人群中，胃炎的确切发病率不清，根据大多数报道来看，胃炎是儿科消化系统的常见病，是小儿腹痛，尤其是反复上腹部疼痛最常见的原因。

一、急性胃炎

急性胃炎系不同病因引起的胃黏膜急性炎症。病变严重者可累及黏膜下层与肌层，甚至浆膜层。急性胃炎通常有较明确的病因。临床上按病因及病理变化的不同分为急性单纯性胃炎、急性糜烂性胃炎、急性腐蚀性胃炎、急性化脓性胃炎。

（一）病因和发病机制

1. 急性单纯性胃炎

急性单纯性胃炎又称急性浅表性胃炎、急性非特异性胃炎。病因如下。

（1）细菌及毒素污染食物：细菌为沙门菌、嗜盐菌、致病性大肠杆菌，毒素污染食物以金黄色葡萄球菌为多见。

（2）病毒感染：大多为轮状病毒、诺瓦克病毒等。

（3）物理化学刺激：过冷、过热饮食，浓茶、咖啡、辣椒等刺激性调味品，非甾体抗炎药（如阿司匹林、吲哚美辛等），肾上腺皮质激素，以及某些抗生素、抗肿瘤药、洋地黄、乙醇等。

（4）其他：胃内异物等。

急性单纯性胃炎的发病机制可能与刺激胃黏膜、破坏胃黏膜保护屏障，影响胃黏膜硫糖蛋白合成、使胃黏液减少，影响上皮能量代谢和胃黏液碳酸氢盐屏障的建立，影响胃黏膜修复等有关。

2. 急性糜烂性胃炎

严重感染、创伤、窒息、休克、颅内压增高及精神极度紧张均可引起急性糜烂性胃炎。发病机制如下。

（1）主神经兴奋引起胃黏膜血管痉挛，血流减少，导致黏膜缺血缺氧，黏液分泌减少，H^+逆扩散增加，胃黏膜损伤。

（2）休克或中枢神经创伤时组胺释放使胃酸、胃蛋白酶分泌增加，是引起胃黏膜炎症、糜烂，甚至溃疡的主要原因。

3. 急性腐蚀性胃炎

急性腐蚀性胃炎由吞食强酸、强碱或其他腐蚀剂引起。强酸导致胃黏膜凝固坏死，强碱导致黏膜液化坏死。

4. 急性化脓性胃炎

急性化脓性胃炎极其罕见。

（二）临床表现

本病发病急骤，临床表现轻重不一。轻者表现为腹痛、恶心、呕吐、上腹饱胀嗳气，严重者表现为呕血、黑便。感染性胃炎伴有腹泻时称为急性胃肠炎，有发热等感染中毒症状，可引起脱水、酸中毒。脱水或出血严重可导致休克。

（三）诊断

本病根据病史、临床表现，一般不难做出诊断。胃镜检查有重要意义。胃镜下可见胃黏膜广泛充血、水肿、糜烂、出血，有时表面覆盖脓性分泌物，误服腐蚀剂者可见胃黏膜焦痂，并可累及口腔、食管。组织病理学检查常表现上皮细胞变性、坏死；腺体细胞，尤其是腺颈细胞呈不同程度变性坏死；固有膜大量中性粒细胞浸润，没有或极少有淋巴细胞、浆细胞。

（四）治疗

1. 去除病因

药物因素引起的停用相关药物，糜烂性胃炎者治疗原发病，细菌感染导致的选用适当抗生素。

2．一般治疗

卧床休息，进清淡流质或半流质饮食，必要时停1～2餐。

3．对症处理

有严重出血者按消化道出血处理，如补充血容量，应用H_2受体拮抗剂或质子泵抑制剂等，内镜下止血等；有脱水者纠正水、电解质平衡紊乱。

二、慢性胃炎

慢性胃炎指各种原因引起的胃黏膜慢性炎症性病变，病理变化基本局限于黏膜层，应称为慢性胃黏膜炎。本病临床非常多见，国内一些调查报道显示人群中患病率为45.1％～84％。

（一）病因和发病机制

目前认为慢性胃炎是由多种因素作用造成的。病因持续存在或反复发生即可形成慢性病已完全明确，有以下几方面。

1．幽门螺杆菌（HP）感染

HP感染为小儿慢性胃炎的最主要的原因。国内外资料表明，半数以上的慢性胃炎患儿在胃黏膜中检出HP，HP感染与胃炎的程度相关，在慢性活动性胃炎、重度胃炎的检出率达90％以上，慢性胃炎患儿血清HP抗体明显高于正常儿童，抗生素治疗胃炎有效。说明HP感染是慢性胃炎的发病因素。

2．其他细菌、病毒感染

患急性胃炎之后，胃黏膜病变经久不愈，反复发作可发展成慢性胃炎；结核杆菌、乙肝病菌、单纯疱疹病毒感染与胃炎有关；牙齿、齿龈、扁桃体、鼻窦等处慢性感染灶细菌或毒素吞入可导致胃黏膜炎症改变。

3．胆汁反流

幽门括约肌功能失调时使胆汁反流，胆盐可减低胃黏膜屏障时离子的通透功能，胃液中H^+离子逆扩散损伤胃黏膜，胆盐刺激胃泌素分泌增加，长期胆汁反流可致慢性胃炎。

4．物理、化学因素

粗糙食物及过热、过冷、过酸的刺激性食物，长期饮酒、浓茶、浓咖啡可导致胃黏膜的损伤；某些药物，如非甾体抗炎药等可损伤胃黏膜屏障；长期吸烟也可破坏胃黏膜屏障。

5．其他

持续精神紧张、压力过大；有多种慢性病，如尿毒症、重症糖尿病、肝胆系统疾病、类风湿关节炎、系统性红斑狼疮、慢性心力衰竭等；X线照射、胃内潴留、遗传、免疫等因素均可致病。

（二）分类及病理

由于慢性胃炎的临床表现、胃镜下表现及胃黏膜病理检查结果往往不一致，因此对慢性胃炎的分类迄今尚无统一的标准。鉴于胃炎分类法的多样和认识到HP在胃炎发病中所起的关键作用，1990年，第九届世界胃肠病学会议通过了悉尼系统分类法。虽然悉尼系统分类法项目细致、详尽、具体，利于科研和疗效观察，但诊断名称冗长，后缀门类多，临床很不实用。该分类法要求活检胃黏膜至少4块，对小儿不合适。目前，小儿慢性胃炎诊断的分类标准套用成人标准，在胃黏膜组织病理学基础上，结合内镜表观、病因、发病机制、实验室检查，将慢性胃炎分为原发性慢性胃炎和继发性慢性胃炎。后者指继发于溃疡病、胃手术后、胃内异物的胃炎，前者又分为慢性浅表性胃炎、慢性萎缩性胃炎、特殊类型胃炎。

1．慢性浅表性胃炎

慢性浅表性胃炎占小儿慢性胃炎的90％～95％。基本变化是上皮细胞变性，胃小凹上皮细胞增生，固有膜炎症细胞，主要是炎症细胞浸润，胃腺体则完整。根据炎症程度，慢性浅表性胃炎分为轻度、中度、重度三级。轻度：炎症细胞浸润较轻，多限于黏膜浅表的1/3，其他改变均不明显；中度：病变程度介于轻度和重度之间，炎症细胞累及黏膜浅表的1/3～2/3；重度：黏膜上皮变性明显，且有坏死，胃小凹扩张、变长变深，可伴肠腺化生，炎症细胞浸润较重，超过黏膜浅表的2/3，可见固有膜内淋巴滤泡形成。

2．慢性萎缩性胃炎

慢性萎缩性胃炎病变特点为同有腺体萎缩、胃黏膜变薄、幽门腺化生和肠腺化生，真正的慢性萎缩性胃炎在小儿中极少见，腺体数量减少往往是炎症的结果。

3．特殊类型胃炎

肉芽肿性胃炎、胃Crohn病（克罗恩病）、结节病所致胃炎、血管性胃炎、嗜酸性胃炎、淋巴细胞性胃炎、反应性胃炎。

（三）临床表现

本病临床表现有腹痛、餐后饱胀嗳气、食欲减退、反酸、恶心、呕吐等，以腹痛多见，非特异性，部位、性质不定，可位于上腹部、脐周，也有表现为下腹痛，间歇性隐痛多见，少数为阵发性剧痛，与饮食关系不大，伴胃黏膜糜烂出血者可有呕血、黑便；婴儿常体重不增；慢性萎缩性胃炎患儿可有贫血、消瘦、舌炎、腹泻等。体检可有上腹压痛，部分患儿无症状。辅助检查方法有以下几种。

1．纤维胃镜检查

慢性浅表性胃炎：黏膜充血、水肿，呈花斑状红白相间，如麻疹患儿的皮肤；黏膜上有黏液斑附着，不易剥脱，脱落后黏膜表面常发红或有糜烂；微小结节形成呈微细状、粗糙颗粒状或结节状隆起；黏膜糜烂、出血，出现散在小点状、小片状新鲜出血或陈旧性出血。慢性萎缩性胃炎：黏膜多呈苍白或灰白色，黏膜下血管可显露。

2．X线检查

X线检查，如腹部平片、胃肠钡餐，对慢性胃炎诊断帮助不大，但有助于鉴别诊断。

3．HP检查

应常规检测有无HP感染。

4．血、大便常规检查

胃黏膜糜烂出血者可有贫血，大便潜血阳性，慢性萎缩性胃炎者可有贫血。

5．胃酸测定

应用五胎胃泌素或增大剂量组胺法测定胃酸，慢性浅表性胃炎患儿的胃酸正常或略低，慢性萎缩性胃炎患儿的胃酸则明显降低。

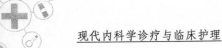

6. 胃泌素测定

胃泌素由胃窦G细胞分泌，由于反馈作用，胃酸低时胃泌素分泌增高，胃酸高时胃泌素分泌降低。此外，血清胃泌素高低与胃窦黏膜有无病变关系密切，无胃酸患儿的胃泌素若不高，说明胃窦黏膜病变严重，胃窦G细胞减少。

（四）诊断

对慢性腹痛局限于上腹或脐周，伴食欲减退、嗳气、呕吐，或具不良饮食习惯，或具消化道疾病家族史，尤其是HP阳性家族史的患儿应考虑本病。确诊及进一步明确病变部位及程度，必须通过胃镜及组织病理学检查。根据胃镜下表现及组织病理检查做出诊断和分类。

本病需与消化性溃疡、慢性肝胆系统疾病相鉴别。

（五）治疗

本病治疗主要在于去除病因，如不良饮食习惯、胆汁反流等。药物治疗的目的在于改善和消除临床症状，对HP感染者给予抗HP治疗。

1. 一般治疗

去除病因，如慢性扁桃体炎、副鼻窦炎等慢性感染，胆汁反流等，避免使用损害胃黏膜的药物，饮食应多次少餐，以软食为主，避免生冷及刺激性的食物。

2. 药物治疗

HP相关性胃炎需进行根除HP治疗，其他慢性胃炎尚无特效疗法，主要是对症治疗。以增强胃黏膜抵抗力为主，如麦滋林–S，$30 \sim 40$ mg/（kg·d），分 $3 \sim 4$ 次服用；硫糖铝，20 mg/（kg·次），每天3次。对腹痛明显者，可加用抑酸剂，常用H_2受体拮抗剂治疗2周，不作为常规用药。也可选用促胃肠动力药。其他如胃炎胶囊、胃炎干糖浆，中药制剂如养胃冲剂、肠胃康冲剂、胃苏冲剂、三九胃泰等可选用以改善症状。

第二章

儿童循环系统疾病

第一节　病毒性心肌炎

心肌炎是由各种感染或其他原因引起的心肌间质炎症细胞浸润和邻近的心肌细胞坏死，导致心功能障碍和其他系统损害的疾病。最常见的是病毒性心肌炎，其病理特征为心肌细胞的坏死或变性，有时病变也可累及心包或心内膜。儿童期的发病率尚不确切。国外资料显示，本病非常见病。

一、病因

引起儿童病毒性心肌炎的常见病毒有柯萨奇病毒（B组和A组）、埃可病毒、脊髓灰质炎病毒、腺病毒、传染性肝炎病毒、流感和副流感病毒、麻疹病毒、单纯疱疹病毒及流行性腮腺炎病毒等。值得注意的是，新生儿期柯萨奇病毒B组感染可导致群体流行，其病死率高达50％。

二、发病机制

本病的发病机制尚不完全清楚。但随着分子病毒学、分子免疫学的发展，揭示病毒性心肌炎的发病机制涉及病毒对被感染的心肌细胞直接损害和病毒触发人体自身免疫反应而引起心肌损害。病毒性心肌炎急性期，柯萨奇病毒和腺病毒通过心肌细胞的相关受体侵入心肌细胞，在细胞内复制并直接损害心肌细胞，导致心肌细胞变性、坏死和溶解。机体受病毒的刺激，激活细胞和体液免疫反应，产生抗心肌抗体、白细胞介素-1α，肿瘤坏死因子α和γ干扰素等诱导产生细胞黏附因子，促使细胞毒性T细胞（CD_8^+）有选择地向损害心肌组织黏附、浸润和攻击。

三、临床表现

（一）症状

症状表现轻重不一，取决于患者年龄和感染的急性或慢性过程。预后多良好，部分患者起病隐匿，有乏力、活动受限、心悸胸痛症状，少数重症患者可发生心力衰竭并发严重心律失常、心源性休克，甚至猝死。部分患者呈慢性进程，演变为扩张性心肌病。新生儿患病时病情进展快，常见高热、反应低下、呼吸困难和发绀，常有神经、肝脏和肺的并发症。

（二）体征

心脏有轻度扩大，伴心动过速、心音低钝及奔马律，可导致心力衰竭及昏厥等。反复心力衰竭者，心脏明显扩大，肺部出现湿啰音及肝、脾大，呼吸急促和发绀，重症患者可能突然发生心源性休克，脉搏细弱，血压下降。

四、辅助检查

（一）心电图

心电图可见严重的心律失常，包括各种期前收缩，室上性和室性心动过速，房颤和室颤，Ⅱ度或Ⅲ度房室传导阻滞。心肌受累明显时可见T波降低、ST-T段的改变，但是心电图缺乏特异性，强调动态观察的重要性。

（二）心肌损害血生化指标

（1）肌酸激酶（CK）：在早期多有增高，其中以来自心肌的肌酸激酶同工酶（CK-MB）为主。血清乳酸脱氢酶（SLDH）增高在心肌炎的早期诊断中有提示意义。

（2）近年来通过随访观察发现心肌肌钙蛋白（cTnI或cTnT）的变化对心肌炎诊断的特异性更强。

（三）心动图检查

心动图检查可显示心房、心室的扩大，以及心室收缩功能的受损程度，应探查有无心包积液，以及瓣膜功能。

（四）病毒学诊断

疾病早期可从咽拭子、咽冲洗液、粪便、血液中分离出病毒，但需结合血清抗体测定才更有意义。恢复期血清抗体滴度比急性期增高4倍以上。病程早期血中特异性IgM抗体滴度在1∶128以上，利用聚合酶链反应或病毒核酸探针原位杂交自血液或心肌组织中查到病毒核酸可作为某一型病毒存在的依据。

（五）心肌活检

心肌活检被认为是诊断的金标准，但由于取样部位的局限性，阳性检测率仍然不高。

五、诊断

（一）临床诊断依据

（1）心功能不全、心源性休克或心脑综合征。

（2）心脏扩大：具有X线、超声心动图检查表现之一。

（3）心电图改变：以R波为主的两个或两个以上主要导联（Ⅰ、Ⅱ、aVF、V_5）的ST-T改变，持续4天以上伴动态变化，窦房、房室传导阻滞，完全右束支或左束支传导阻滞，呈联律、多型、多源、成对或并行期前收缩，非房室结及房室折返引起的异位性心动过速，低电压（新生儿除外）及异常Q波。

（4）CK-MB升高或心肌肌钙蛋白（cTnI或cTnT）阳性。

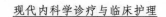

（二）病原学诊断依据

1. 确诊指标

自心内膜、心肌、心包（活检、病理）或心包穿刺液检查发现以下之一者可确诊。

（1）分离出病毒。

（2）用病毒核酸探针查到病毒核酸。

（3）特异性病毒抗体阳性。

2. 参考依据

有以下之一者结合临床表现可考虑心肌炎由病毒引起。

（1）自粪便、咽拭子或血液中分离出病毒，且恢复期血清同型抗体滴度较第一份血清升高4倍或降低75％以上。

（2）病程早期血中特异性IgM抗体阳性。

（3）用病毒核酸探针自患儿血中查到病毒核酸。

3. 确诊依据

具备临床诊断依据两项，可临床诊断。发病同时或发病前1～3周有病毒感染的证据支持诊断。

（1）同时具备病原学确诊依据之一者，可确诊为病毒性心肌炎。

（2）具备病原学参考依据之一者，可临床诊断为病毒性心肌炎。

（3）凡不具备确诊依据，应给予必要的治疗或随诊。根据病情变化，确诊或排除病毒性心肌炎。

（4）应排除风湿性心肌炎、中毒性心肌炎、先天性心脏病、风湿性疾病及代谢性疾病（如甲状腺功能亢进症）引起的心肌损害、原发性心肌病、原发性心内膜弹力纤维增生症、先天性房室传导阻滞、心脏自主神经功能异常、β受体功能亢进及药物引起的心电图改变。

六、治疗

（一）休息

急性期需卧床休息，以减轻心脏负荷。

（二）药物治疗

（1）对于仍处于病毒血症阶段的早期患者，可选用抗病毒治疗，但疗效不确定。

（2）改善心肌营养：1，6-二磷酸果糖有助于改善心肌能量代谢，促进受损细胞的修复，常用剂量为25～100 mg/kg，静脉滴注，疗程10～14天。同时可选用大剂量维生素C、泛醌（CoQ）、维生素E和维生素B。中药可用生脉饮、黄芪口服液等。

（3）大剂量丙种球蛋白：通过免疫调节作用减轻心肌细胞损害，剂量为2 g/kg，2～3天静脉滴注。

（4）皮质激素：通常不主张使用。对重型患者合并心源性休克、致死性心律失常（Ⅲ度房室传导阻滞、室性心动过速）、心肌活检证实慢性自身免疫性心肌炎症反应者应足量、早期应用。

（5）其他治疗：可根据病情联合应用利尿剂、洋地黄和血管活性药物，应特别注意用洋地黄时饱和量应较常规剂量减少，并注意补充氯化钾，以避免洋地黄中毒。

第二节　心内膜炎

心内膜炎指各种原因引起的心内膜炎症病变，常累及心脏瓣膜，也累及室间隔缺损处、心内壁内膜或未闭动脉导管、动静脉瘘等处。心内膜炎可分为感染性心内膜炎和非感染性心内膜炎两大类，非感染性心内膜炎包括风湿性心内膜炎、类风湿性心内膜炎、系统性红斑狼疮性心内膜炎、新生儿急性症状性心内膜炎等，本节主要阐述感染性心内膜炎（IE）。

感染性心内膜炎在过去常分为急性和亚急性两个类型，急性者多发生于原无心脏病的患儿，侵入细菌毒力较强，起病急骤，进展迅速，病程在6周以内。亚急性者多在原有心脏病的基础上感染毒力较弱的细菌，起病潜隐，进展相对缓慢，病程超过6周。由于抗生素的广泛应用，本病的病程已延长，临床急性和亚急性难以截然划分。致病微生物除了最常见的细菌，尚有霉菌、衣原体、立克次体及病毒等。近年来随着新型抗生素的不断出现，以及外科手术的进步，感染性心内膜炎的病死率已显著下降，但由于致病微生物的变迁，心脏手术和心导管检查的广泛开展，长期静脉插管输液的增多等原因，本病的发病率并无显著下降。

一、病因

（一）心脏的原发病变

92 %的感染性心内膜炎患者均有原发心脏病变，其中以先天性心脏病最为多见，约占78 %，室间隔缺损最易合并感染性心内膜炎，其他依次为法洛四联症、动脉导管未闭、肺动脉瓣狭窄、上动脉瓣狭窄、上动脉瓣二叶畸形、房间隔缺损等。后天性心脏病，如风湿性心脏病、二尖瓣脱垂综合征等也可并发感染性心内膜炎。随着小儿心脏外科手术的发展，越来越多的小儿心脏病得以纠正、根治，但留置在心腔内的装置或材料（如心内补片、人造心脏瓣膜等）是近年感染性心内膜炎常见的因素。

（二）病原体

几乎所有细菌均可导致感染性心内膜炎，草绿色链球菌仍为最常见的致病菌，但所占比例已显著下降。近年来，金黄色葡萄球菌、白色葡萄球菌，以及肠球菌、产气杆菌等革兰阴性杆菌引起的感染性心内膜炎显著增多。真菌性心内膜炎极少见，多有其他致病因素，如长期应用抗生素、糖皮质激素或免疫抑制剂等。立克次体及病毒感染所致的感染性心内膜炎甚罕见。少数情况下，感染性心内膜炎由一种以上的病原体引起，常见于人造心脏瓣膜手术者。

（三）诱发因素

约三分之一的患儿在病史中可找到诱发因素，常见的诱发因素为纠治牙病和扁桃体摘除术。近年来，心导管检查和介入性治疗、人造心脏瓣膜置换、心内直视手术的广泛开展，也是感染性心内膜炎的重要诱发因素之一，其他诱发因素如长期使用抗生素、糖皮质激素和免疫抑制剂等。

二、病理和病理生理

正常人的口腔和上呼吸道常聚集一些细菌，一般不会致病，只有在机体防御功能低下时才侵入血流。当心腔内膜，特别是心瓣膜存在病理改变或先天性缺损时，细菌易在心瓣膜、心内膜和动脉内膜表面黏附、繁殖，从而形成感染性心内膜炎。但尚需存在双侧心室或大血管间较大的压力差，能够产生高速的血流，冲击心内膜面，使之损伤并暴露心内膜下的胶原组织，与血小板和纤维蛋白聚积形成无菌性赘生物。当有菌血症时，细菌易在上述部位黏附、繁殖，形成有菌赘生物。

受累部位多在压力低的一侧，如室间隔缺损感染性赘生物常见于缺损的右缘、三尖瓣的隔叶及肺动脉瓣；动脉导管在肺动脉侧；上动脉关闭不全在左室等。狭窄瓣孔及异常通道两侧心室或管腔之间的压力差越大、湍流越明显，压力低的一侧就越易形成血栓和赘生物。房间隔缺损、大型室间隔缺损并发心力衰竭时，由于异常通道两侧压力差减小，血流速度减慢，湍流相对不明显，一般较少并发感染性心内膜炎。

基本病理改变是心瓣膜、心内膜及大血管内膜面附着疣状感染性赘生物。赘生物由血小板、白细胞、红细胞、纤维蛋白、胶原纤维和致病微生物等组成。心脏瓣膜的赘生物可致瓣膜溃疡、穿孔。若累及腱索和乳头肌，可使腱索缩短及断裂；若累及瓣环和心肌，可致心肌脓肿、室间隔穿孔和动脉瘤，大的或多量的赘生物可堵塞瓣膜口或肺动脉，致急性循环障碍。

赘生物受高速血流冲击可有血栓脱落，随血流散布到全身血管导致器官栓塞。右心的栓子引起肺栓塞；左心的栓子引起肾、脑、脾、四肢、肠系膜等动脉栓塞。微小栓子栓塞毛细血管产生皮肤瘀点，即欧氏小结。肾栓塞时可致梗死、局灶性肾炎或弥散性肾小球肾炎。脑栓塞时可发生脑膜、脑实质、脊髓、颅神经等弥散性炎症，产生出血、水肿、脑软化、脑脓肿、颅内动脉瘤破裂等病变。后者破裂可引起颅内各部位的出血，如脑出血、蛛网膜下腔出血。

三、临床表现

临床表现及其严重程度与相关的合并症及病原微生物也有密切关系。新生儿IE的临床表现不典型，与脓毒症及其他原因引起的心功能不全难以区别。常见感染性栓塞引起的骨髓炎、脑膜炎、肺炎等临床表现，也可有呼吸窘迫、心脏杂音、低血压等。新生儿IE的病死率高。

（一）发热

发热是最常见的症状，体温多数超过38 ℃，热型可不规则或低热。少数病例体温正常。

（二）心功能不全及心脏杂音

部分病例呈现心功能不全，或原有心功能不全加重。体温正常的IE患儿多伴有心功能不全。瓣膜损伤反流可出现相应的心脏杂音，或使原有的杂音性质、响度发生改变，但有时较难察觉。

（三）血管征象

瘀斑（球结膜、口腔黏膜、躯干及四肢皮肤）及Janeway斑（手掌和足底红斑或无压痛的出血性瘀点）较少见。主要血管（肺、脑、肾、肠系膜、脾动脉等）栓塞是IE的重要合并症，可出现相关部位的缺血、出血症状（如胸痛、偏瘫、血尿和腹痛等）。

（四）免疫征象

指（趾）甲下出血（呈暗红、线状）、Osler结节［指（趾）掌面红色皮下结节］及Roth斑（眼底椭圆形出血斑，中央苍白）均不是IE特有的症状，临床较少见。免疫复合物性肾小球肾炎可见于部分IE病例，可表现为血尿、肾功能不全。

四、实验室检查

（一）血培养

血培养阳性是确诊感染性心内膜炎的重要依据，凡原因未明的发热，体温持续在1周以上，且原有心脏病者，均应反复多次进行血培养，以提高阳性率。若血培养阳性，则应做药物敏感试验。

（二）超声心动图

超声心动图检查能够检出直径大于2 mm的赘生物，因此对诊断感染性心内膜炎很有帮助。此外，在治疗过程中超声心动图还可动态观察赘生物的大小、形态、活动和瓣膜功能状态，了解瓣膜的损害程度，对决定是否做换瓣手术有参考价值。该检查还可发现原有的心脏病。

（三）CT检查

对怀疑有颅内病变者应及时做CT检查，了解病变的部位和范围。

（四）其他

血常规可见进行性贫血，多为正细胞性贫血，白细胞数增高和中性粒细胞升高，血沉快，C-反应蛋白阳性，血清球蛋白常常增多，免疫球蛋白升高，循环免疫复合物及类风湿因子阳性，尿常规有红细胞，发热期可出现蛋白尿。

五、诊断

（一）病理学指标

（1）赘生物（包括已形成栓塞的赘生物）或心脏感染组织经培养及镜检发现微生物。

（2）赘生物或心脏感染组织经病理检查证实伴活动性心内膜炎。

（二）临床指标

1. 主要指标

（1）血培养阳性：分别做两次血培养，可见相同的感染性心内膜炎的微生物（草绿色链球菌、金黄色葡萄球菌、凝固酶阴性葡萄球菌、肠球菌等）。

（2）心内膜受累证据（超声心动图征象）：①附着于瓣膜、瓣膜装置、心脏或大血管内膜、人工材料上的赘生物；②腱索断裂、瓣膜穿孔、人造心脏瓣膜或缺损补片有新的部分裂开；③心腔内脓肿。

2. 次要指标

（1）易感染条件：基础心脏疾病、心脏手术、心导管术、经导管介入治疗、中心静脉内置管等。

（2）较长时间的发热，体温大于等于38 ℃，伴贫血。

（3）原有的心脏杂音加重，出现新的心脏杂音，或心功能不全。

（4）血管征象：重要动脉栓塞、感染性动脉瘤、瘀斑、脾大、颅内出血、结膜出血、Janeway斑。

（5）免疫学征象：肾小球肾炎、Osler结节、Roth斑、类风湿因子阳性。

（6）微生物学证据：血培养阳性，但未符合主要标准中的要求。

六、治疗

总的治疗原则是积极抗感染、加强支持疗法，但在应用抗生素之前必须先做几次血培养和药物敏感试验，以期对选用抗生素及剂量提供指导。

（一）抗生素

抗生素的应用原则是早期联合应用、剂量足、疗程要长。在具体应用时，对不同的病原菌感染选用不同的抗生素。抗生素应连用4～8周，直至体温正常，栓塞现象消失，血常规、血沉恢复正常，血培养阴性。停药8周后需复查血培养。

1. 草绿色链球菌

首选青霉素2 000万U/d，分4次，每6小时1次，静脉滴注，疗程4～6周；加庆大霉素4～6 mg/（kg·d），每8小时1次，疗程2周；对青霉素过敏者可选用头孢菌素类或万古霉素。

2．金黄色葡萄球菌

对青霉素敏感者选用青霉素2 000万U/d，加庆大霉素，用法同上；青霉素耐药选用新青霉素Ⅱ或新青霉素Ⅲ，200～300 mg/（kg·d），分4次，每6小时1次静脉滴注。治疗不满意或对青霉素过敏者选用头孢菌素类或万古霉素40～60 mg/（kg·d），分2～3次静脉滴注，疗程6～8周。

3．革兰阴性杆菌或大肠埃希菌

选用氨苄西林300 mg/（kg·d），分4次，每6小时1次静脉滴注，疗程4～6周；或用头孢哌酮或头孢曲肟三嗪200 mg/（kg·d），分4次，每6小时1次静脉滴注，疗程4～6周，加用庆大霉素2周。绿脓杆菌感染可加用羟苄西林200～400 mg/（kg·d），分4次，每6小时1次静脉滴注。

4．霉菌

应停用抗生素，选用两性霉素B 0.1～0.25 mg/（kg·d），以后每日逐渐增加至1 mg/（kg·d），静脉滴注1次，可合用5–氟胞嘧啶50～150 mg/（kg·d），分3～4次服用。

5．病原菌不明或术后者

选用新青霉素Ⅲ加氨苄西林及庆大霉素，或头孢菌素和万古霉素。

上述抗感染药物应连用4～8周，直至体温正常，栓塞现象消失，血常规、血沉恢复正常，血培养阴性。

（二）一般治疗

细心护理，保证患者有充足的热量供应，可少量多次输新鲜血或血浆，也可输注丙种球蛋白。

（三）手术治疗

近年来，早期外科治疗感染性心内膜炎取得了良好效果。对心脏赘生物和污染的人造代用品进行清创、修复或置换损害的瓣膜，挽救了危重患者，提高了治愈率。手术指征如下。

（1）瓣膜功能不全引起的中重度心力衰竭。

（2）赘生物阻塞瓣膜。

（3）反复发生栓塞。

（4）霉菌感染。

（5）经最佳抗生素治疗无效。

（6）新发生的心脏传导阻滞。

七、预后和预防

在应用抗生素治疗前，本病的病死率几乎为100％。自合理应用抗生素治疗以来，病死率已下降为20％～25％。约有半数患儿可出现各种并发症，如充血性心力衰竭、脑栓塞、肺栓塞、心脏瓣膜破坏、腱索断裂、动脉瘤形成等，残留严重瓣膜损伤者，需进行瓣膜修复或置换手术。因此，预防感染性心内膜炎的发生显得极为重要。有先天性或风湿性心脏病的患儿平时应注意口腔卫生，防止齿龈炎、龋齿，预防感染。若施行口腔手术、扁桃体摘除术、心导管和心脏手术时，可于术前1～2小时及术后48小时内肌内注射青霉素80万U，或长效青霉素120万U。青霉素过敏者，可选用头孢菌素类或万古霉素静脉注射1次，然后改口服红霉素30 mg/（kg·d），分4次服用，连续2天。

第三节　小儿心律失常

如果心脏的心肌细胞兴奋性、传导性和自律性等电生理发生改变，都可造成心律失常。小儿的心律失常可以是先天性的，也可以是获得性的。心律失常的主要危险是严重心动过缓或心动过速，可导致心搏出量的降低，并可能引起昏厥或猝死。但多数心律失常并无生命危险，如单纯房性期前收缩、室性期前收缩可存在于正常儿童中，准确判断心律失常是否对生命构成威胁非常重要。

一、期前收缩

期前收缩由心脏异位兴奋灶发放的冲动所引起，为小儿时期最常见的心律失常。异位起搏点可位于心房、房室交界或心室。分别引起房性期前收缩、交界性期前收缩及室性期前收缩，其中以室性期前收缩为多见。

（一）病因

期前收缩常见于无器质性心脏病的小儿。可由疲劳、精神紧张、自主神经功能不稳定等引起，但也可见于心肌炎、先天性心脏病或风湿性心脏病的患儿。另外，药物如拟交感胺类、洋地黄、奎尼丁中毒及缺氧、酸碱平衡失常、电解质紊乱（低血钾）、心导管检查、心脏手术等均可引起期前收缩。健康学龄儿童中1%~2%的人有期前收缩。

（二）临床表现

小儿症状较成人为轻，常缺乏主诉。个别年长儿可诉心悸、胸闷、不适。期前收缩次数因人而异，同一患儿在不同时间亦可有较大出入。某些患儿于运动后心率增快时，期前收缩减少，但也有反而增多者。后者提示可能同时有器质性心脏病存在的可能。为了明确诊断，了解期前收缩的性质，必须做心电图检查。根据心电图有无P波的存在、P波的形态、PR间期长短及QRS波的形态来判断期前收缩属于何种类型。

（三）辅助检查

1. 房性期前收缩的心电图特征
（1）P波提前，可与前一心动的T波重叠。
（2）PR间期在正常范围。
（3）期前收缩后代偿间隙不完全。
（4）如伴有变形的QRS波，则为心室内差异传导所致。
2. 交界性期前收缩的心电图特征
（1）QRS波提前，形态、时限与正常窦性基本相同。
（2）期前收缩所产生的QRS波前或后有逆行P波，PR<0.10 s。有时P波可与QRS波重叠，而辨认不清。
（3）代偿间歇往往不完全。

3. 室性期前收缩的心电图特征

（1）QRS波提前，其前无异位P波。

（2）QRS波宽大、畸形，T波与主波方向相反。

（3）期前收缩后多有完全代偿间歇。

（四）治疗

必须针对基本病因治疗原发病。一般认为，若期前收缩次数不多，无自觉症状，或期前收缩虽频发呈联律性，但形态一致，活动后减少或消失则无须用药治疗。有些患者期前收缩可持续多年，但不少患儿最终自行消退。对在器质性心脏病基础上出现的期前收缩或有自觉症状、心电图上呈多源性者，则应予以抗心律失常药物治疗。根据期前收缩的不同类型选用药物：房性期前收缩口服盐酸普罗帕酮或盐酸普萘洛尔等β受体阻滞剂，用之无效可改用洋地黄类；室性期前收缩必要时可选用利多卡因、美西律和盐酸莫雷西嗪等。

二、阵发性室上性心动过速

阵发性室上性心动过速是小儿最常见的异位快速心律失常，是指异位激动在希氏束以上的心动过速。主要由折返机制造成，少数为自律性增高或平行心律。本病是对药物反应较好的儿科急症之一，若不及时治疗则易致心力衰竭。本病可发生于任何年龄，容易反复发作，但初次发病以婴儿时期多见。

（一）病因

本病可发生于先天性心脏病、预激综合征、心肌炎、心内膜弹力纤维增生症等疾病的基础上。但多数患儿无器质性心脏疾患。感染为常见诱因，但也可因疲劳、精神紧张、过度换气、心脏手术时和手术后、心导管检查等诱发。

（二）临床表现

小儿常突然烦躁不安、面色青灰、皮肤湿冷、呼吸增快、脉搏细弱，常伴有干咳，有时呕吐。年长儿还可自诉心悸、心前区不适、头晕等。发作时心率突然增快，每分钟为160～300次，一次发作可持续数秒至数日。发作停止时心率突然减慢，恢复正常。此外，听诊时第一心音强度完全一致，发作时心率较固定而规则等为本病的特征。发作持续超过24小时者，易引发心力衰竭。

（三）辅助检查

1. X线检查

是否进行X线检查取决于原来有无心脏器质性病变和心力衰竭。透视下可见心脏搏动减弱。

2. 心电图检查

P波形态异常，往往较正常时小，常与前一心动的T波重叠，以致无法辨认。QRS波形态同窦性心动过速。发作持续时间较久者，可有暂时性ST段及T波改变。部分患儿在发作间歇期可有预激综合征表现。有时需与窦性心动过速及室性心动过速相鉴别。

（四）治疗

1. 兴奋迷走神经终止发作

对无器质性心脏病，无明显心力衰竭者可先刺激其咽部，以压舌板或手指刺激患儿咽部使之产生恶心、呕吐，以及使患儿深吸气后屏气。如无效时可试用压迫颈动脉窦法、潜水反射法。

2. 药物治疗

以上方法无效或当即有效但很快复发时，可考虑下列药物治疗。

（1）洋地黄类药物：适用于病情较重，发作持续24小时以上，有心力衰竭表现者。室性心动过速或洋地黄中毒引起的阵发性室上性心动过速禁用此药。低钾、心肌炎、阵发性室上性心动过速伴房室传导阻滞或肾功能减退者慎用。

（2）β受体阻滞剂：可试用盐酸普萘洛尔静脉注射。重度房室传导阻滞，伴有哮喘症及心力衰竭者禁用。

（3）选择性钙离子拮抗剂：抑制钙离子进入细胞内，疗效显著。不良反应为血压下降，并具有明显负性肌力作用，能加重房室传导阻滞。1岁以内婴儿禁用。

3．电学治疗

对个别药物疗效不佳者，除洋地黄中毒外可考虑用直流电同步电击转律。有条件者，可使用经食管心房调搏或经静脉右房内调搏终止阵发性室上性心动过速。

4．射频消融术

药物治疗无效，发作频繁，逆向型房室折返性心动过速可考虑使用此方法。

三、室性心动过速

室性心动过速是指起源于希氏束分叉处以下的3～5个宽大畸形QRS波组成的心动过速。

（一）病因

室性心动过速可由心脏手术、心导管检查、严重心肌炎、先天性心脏病、感染、缺氧、电解质紊乱等原因引起。但不少病例的病因不易确定。

（二）临床表现

室性心动过速的临床表现与阵发性室上性心动过速相似，但症状比较严重。小儿烦躁不安、苍白、呼吸急促。年长儿可主诉心悸、心前区疼痛，严重病例可有昏厥、休克、充血性心力衰竭等。体检发现心率增快，常在150次/分以上，节律整齐，心音可有强弱不等现象。发作短暂者血流动力学的改变较轻，发作持续24小时以上者则可发生显著的血流动力学改变。

（三）辅助检查

心电图特征如下。

（1）心室率常为150～250次/分，QRS波宽大畸形，时限增宽。

（2）T波方向与QRS波主波相反。P波与QRS波之间无固定关系。

（3）QT间期多正常，可伴有QT间期延长，常见于多形性室性心动过速。

（4）心房率较心室率缓慢，有时可见室性融合波或心室夺获。

心电图是诊断室性心动过速的重要手段，但有时与阵发性室上性心动过速伴心室差异传导的鉴别比较困难，必须综合临床病史、体检、心电图特点、对治疗措施的反应等仔细加以区别。

（四）治疗

室性心动过速是一种严重的快速心律失常，可发展成心室颤动，致心脏性猝死。同时，有心脏病存在者的病死率可达50%以上，所以必须及时诊断，予以适当处理。药物可选用盐酸利多卡因0.5～1.0 mg/kg静脉滴注或缓慢推注。必要时可每隔10～30分钟重复，总量不超过5 mg/kg。此药能控制室性心动过速，但作用时间很短，剂量过大能引起惊厥、传导阻滞等毒性反应。伴有血压下降或心力衰竭者首选同步直流电击复律，转复后再用盐酸利多卡因维持。预防复发可用口服盐酸普罗帕酮、盐酸胺碘酮、盐酸索他洛尔。

对多形性室性心动过速伴QT间期延长者，如为先天性因素，则首选β受体阻滞剂，禁忌Ⅰa、Ⅰc及Ⅲ类药物和异丙肾上腺素。而后天性因素所致者，可选用异丙肾上腺素，必要时可试用盐酸利多卡因。

四、房室传导阻滞

房室传导阻滞是指由于房室传导系统某部位的不应期异常延长，激动心房向心室传播过程中传导延缓或部分甚至全部不能下传的现象。

（一）分类

临床上将房室传导阻滞分为三度。

1. 一度房室传导阻滞

房室传导时间延长，心电图表现为PR间期超过正常范围，但每个心房激动都能下传到心室。

2. 二度房室传导阻滞

二度房室传导阻滞时，窦房结的冲动不能全部传达至心室，因而造成不同程度的漏搏。通常又可分为两型。

（1）莫氏Ⅰ型：又称文氏现象。特点是PR间期逐步延长，最终在P波后不出现QRS波。在PR间期延长的同时，RR间期往往逐步缩短，且脱漏的前后两个R波的距离小于最短的RR间期的两倍。

（2）莫氏Ⅱ型：此型特点为PR间期固定不变，心房搏动部分不能下传到心室，发生间歇性心室脱漏且常伴有QRS波的增宽。

3. 三度房室传导阻滞

此时，房室传导组织有效不应期极度延长，使P波全部落在有效不应期内，完全不能下传到心室，心房与心室各自独立活动，彼此无关。心室率较心房率慢。

（二）病因

一度房室传导阻滞在小儿中可见于正常健康儿童，也可由风湿性心肌炎、病毒性心肌炎、发热、肾炎、先天性心脏病引起。在应用洋地黄时也能延长PR间期。二度房室传导阻滞的原因有风湿性心脏病、各种原因引起的心肌炎、严重缺氧、心脏手术后及先天性心脏病（尤其是人动脉错位）等。三度房室传导阻滞，又称完全性房室传导阻滞，小儿较少见，病因可分为先天性与获得性两种。前者中约有50%患儿的心脏并无形态学改变，部分患儿合并先天性心脏病或心内膜弹力纤维增生症等。后者以心脏手术引起的最为常见，其次为病毒性心肌炎，新生儿低血钙与酸中毒也可引起暂时性三度房室传导阻滞。

（三）临床表现

一度房室传导阻滞本身对血流动力学并无不良影响。临床听诊，除第一心音较低钝外，并无其他特殊体征。在诊断时要通过心电图检查。

二度房室传导阻滞的临床表现取决于基本心脏病变，以及由传导阻滞引起的血流动力学改变。当心室率过缓时可引起胸闷、心悸，甚至产生眩晕和昏厥。听诊时除原有心脏疾患所产生的听诊改变外，尚可发现心律不齐、脱漏搏动。莫氏Ⅰ型比Ⅱ型常见，但Ⅱ型的预后比较严重，容易发展为完全性房室传导阻滞，导致发生阿-斯综合征。

三度房室传导阻滞临床上部分小儿并无主诉，重者因心搏出量减少而自觉乏力、眩晕、活动时气短。最严重的表现为阿-斯综合征发作，知觉丧失，甚至死亡。某些小儿则表现为心力衰竭及对应激状态的耐受能力降低。体格检查时脉率缓慢而规则。第一心音强弱不一，有时可听到第三心音或第四心音。绝大多数患儿心底部可听到Ⅰ～Ⅱ级喷射性杂音，为心脏每次搏出量增加引起的半月瓣相对狭窄所致。由于经过房室瓣的血量也增加，所以也闻及舒张中期杂音。X线检查发现不伴有其他心脏疾患的三度房室传导阻滞者中60％的患儿亦有心脏增大。

（四）治疗

1. 一度房室传导阻滞

一度房室传导阻滞应着重对病因的治疗，基本上不需特殊治疗，预后较好。

2. 二度房室传导阻滞

二度房室传导阻滞应针对原发疾病的治疗。当心室率过缓、心脏搏出量减少时可用硫酸阿托品、盐酸异丙肾上腺素治疗。预后与心脏的基本病变有关。

3. 三度房室传导阻滞

有心功能不全症状或阿-斯综合征表现者需积极治疗。纠正缺氧与酸中毒可改善传导功能。由心肌炎或手术暂时性损伤引起者，肾上腺皮质激素可消除局部水肿。可口服硫酸阿托品、盐酸麻黄碱，或盐酸异丙基肾上腺素舌下含服，重症者应用硫酸阿托品皮下或静脉注射，盐酸异丙肾上腺素1 mg溶于5％~10％葡萄糖溶液250 mL中，持续静脉滴注，速度为0.05~2 μg/（kg·min），然后根据心率调整速度。安装起搏器的指征为反复发生阿-斯综合征，药物治疗无效或伴心力衰竭者。一般先安装临时起搏器，经临床治疗可望恢复正常，若观察4周左右仍未恢复者，考虑安置永久起搏器。

第四节　心力衰竭

心力衰竭是指心脏工作能力（心肌收缩或舒张功能）下降，即心排血量绝对或相对不足，不能满足全身组织代谢需要的病理状态。心力衰竭是儿童时期的危重症之一。

一、病因

儿童心力衰竭以1岁以内发病率最高，其中尤以先天性心脏病引起者最为多见。在先天性心脏病患儿中，流出道狭窄即可导致后负荷，即压力负荷增加，某些流入道狭窄引起相同作用。而左向右分流和瓣膜反流则导致前负荷（容量负荷）的增加。心力衰竭也可继发于川崎病、心肌病、心内膜弹力纤维增生症等疾病。儿童时期以风湿性心脏病和急性肾炎所致的心力衰竭最为多见。另外，贫血、营养不良、电解质紊乱、严重感染、心律失常和心脏负荷过重等都是儿童发生心力衰竭的诱因。

二、病理生理

心脏功能从正常发展到心力衰竭，经过一段代偿过程，心脏出现心肌肥厚、心脏扩大和心率增快。由于心肌纤维伸长和增厚使收缩力增强、排血量增多，如基本病因持续存在，则代偿性改变相应发展，心肌能量消耗增多，冠状动脉血供相对不足，心肌收缩速度减慢和收缩力减弱。心率增快超过一定限度时，舒张期缩短，心排血量反而减少。心排血量通过代偿不能满足身体代谢需要时，即出现心力衰竭。

心力衰竭时心排血量一般减少到低于正常休息时的心排血量，故称为低心输出量性心力衰竭。由甲状腺功能亢进、组织缺氧、严重贫血、动静脉瘘等引起的心力衰竭，体循环量增多，静脉回流量和心排血量高于正常。心力衰竭发生后，心排血量仍可超过正常休息时的心排血量，故称为高心输出量性心力衰竭。

心力衰竭时由于心室收缩期排血量减少，心室内残余血量增多，舒张期充盈压力增高，可同时出现组织缺氧及心房和静脉的淤血。组织缺氧通过交感神经活性增加，引起皮肤内脏血管收缩，血液重新分布，以保证重要器官的血供。肾血管收缩后肾血流量减少，肾小球滤过率降低，肾素分泌增加，继而醛固酮分泌增多，使近端和远端肾曲小管对钠的再吸收增多，体内水钠潴留，引起血容量增多，组织间隙等处体液淤积。近年来，人们对神经内分泌在心力衰竭发生发展中的调节作用有了新的认识。心力衰竭时心排血量减少，可通过交感神经激活肾素–血管紧张素–醛固酮系统，从而引起β受体–腺苷酸环化酶系统调节紊乱，造成外周血管收缩、水钠潴留，以致加剧心室重塑，造成心力衰竭恶化。

心室负荷过重可分为容量负荷过重和压力负荷过重。前者在轻度或中度时的心肌代偿能力较后者好些。例如，房间隔缺损虽然有时分流量很大，但属舒张期负荷过重，在儿童时期很少发生心力衰竭，肺动脉瓣狭窄属收缩期负荷过重，心力衰竭出现更早些。主动脉瓣缩窄伴动脉导管未闭则兼有收缩期和舒张期负荷过重，故在新生儿时期可致死。

三、临床表现

年长儿心力衰竭的症状与成人相似，主要表现为乏力、活动后气急、食欲减少、腹痛和咳嗽。安静时心率增快，呼吸浅表、增速，颈静脉怒张，肝大，有压痛，肝颈反流试验阳性。病情较重者尚有端坐呼吸、肺底部可听到湿啰音并出现水肿，尿量明显减少。心脏听诊除原有疾病产生的心脏杂音和异常心音外，常可听到心尖区第一音减弱和奔马律。

婴幼儿心力衰竭的临床表现有一定特点。常见症状为呼吸快速、表浅，频率可达50～100次/分，喂养困难，体重增长缓慢，烦躁多汗，哭声低弱，肺部可闻及干啰音或哮鸣音。水肿首先见于颜面、眼睑等部位，严重时鼻唇三角区呈现青紫。

四、诊断

（一）临床诊断依据

（1）安静时心率增快，婴儿大于180次/分，幼儿大于160次/分，不能用发热或缺氧解释者。

（2）呼吸困难，青紫突然加重，安静时呼吸达60次/分以上者。

（3）肝大达肋下3 cm以上，或在密切观察下短时间内较前增大，而不能以横膈下移等原因解释者。

（4）心音明显低钝或出现奔马律者。

（5）突然烦躁不安，面色苍白或发灰，而不能用原有疾病解释者。

（6）尿少、下肢水肿，已排除营养不良、肾炎、维生素B$_1$缺乏等原因所造成者。

（二）其他检查

上述前四项为临床诊断的主要依据。尚可结合其他几项，以及下列1~2项检查进行综合分析。

1. 胸部X线检查

胸部X线检查可见心影多呈普遍性扩大，搏动减弱，肺纹理增多，肺门或肺门附近阴影增加，肺部淤血。

2. 心电图检查

心电图检查不能表明有无心力衰竭，但有助于病因诊断及指导洋地黄类药物的应用。

3. 超声心动图检查

超声心动图检查可见心室和心房腔扩大，M型超声心动图显示心室收缩时间期延长，喷血分数降低。心脏舒张功能不全时，二维超声心动图对诊断和引起心力衰竭的病因判断有帮助。

五、治疗

应重视病因治疗。先天性心脏病患者，其内科治疗往往是术前的准备，而且手术后亦需继续治疗一个时期；心肌病患者，内科治疗可使患者症状获得暂时的缓解；如心力衰竭由甲状腺功能亢进、重度贫血或维生素B缺乏、病毒性或中毒性心肌炎等引起者需及时治疗原发疾病。心力衰竭的内科治疗有下列几方面。

（一）一般治疗

充分的休息和睡眠可减轻心脏负担，取平卧位或半卧位，尽力避免患儿烦躁、哭闹，必要时可适当应用镇静剂，苯巴比妥、盐酸吗啡（0.05 mg/kg）皮下或肌内注射常能取得满意效果，但需警惕抑制呼吸。供氧往往是需要的。心力衰竭时，患者易发生酸中毒、低血糖和低血钙，新生儿时期更是如此。因此，一旦发生以上情况，应及时纠正。应给予容易消化及富有营养的食品，一般饮食中的钠盐应减少，但很少需要严格的低钠饮食。

（二）洋地黄类药物

迄今为止，洋地黄类药物仍是儿科临床上广泛使用的强心药物之一。洋地黄作用于心肌细胞上的钠泵，抑制其活性，使细胞内Na^+浓度升高，通过Na^+–Ca^{2+}交换使细胞内Ca^{2+}升高，从而加强心肌收缩力，使心室排空完全，心室舒张终末期压力明显下降，从而使静脉淤血症状减轻。近年来，人们更认识到它对神经内分泌和压力感受器的影响。洋地黄能直接抑制过度的神经内分泌活性（主要抑制交感神经活性作用）。除正性肌力作用外，洋地黄还具有负性传导、负性心率等作用。洋地黄对左心瓣膜反流、心内膜弹力纤维增生症、扩张型心肌病和某些先心病等所致的充血性心力衰竭均有效。尤其是对合并心率增快、房扑、房颤者更有效，而对贫血、心肌炎引起者疗效较差。

小儿时期常用的洋地黄制剂为地高辛，可口服或静脉注射，作用时间较快，排泄亦较迅速，因此剂量容易调节，药物中毒时处理也比较容易。地高辛口服吸收率更高。早产儿对洋地黄比足月儿敏感，后者又比婴儿敏感。婴儿的有效浓度为$2 \sim 3$ ng/mL，大龄儿童的有效浓度为$0.5 \sim 2$ ng/mL。由于洋地黄的剂量和疗效的关系受到多种因素的影响，所以洋地黄制剂的剂量要个体化。儿童常用剂量和用法见表2–1。

表2–1　洋地黄类药物的临床应用

洋地黄制剂	给药法	洋地黄化总量/（mg/kg）	每日平均维持量	效力开始时间	效力最大时间	中毒作用消失时间	效力完全消失时间
地高辛	口服	<2岁 0.05 ~ 0.06；>2岁 0.03 ~ 0.05（总量不超过1.5 mg）	1/5洋地黄化量，分2次	2小时	4~8小时	1~2天	4~7天
	静脉注射	口服量的1/3 ~ 1/2		10分钟	1~2小时		
去乙酰毛花苷（西地兰）	静脉注射	<2岁 0.03 ~ 0.04 >2岁		15~30分钟	1~2小时	1天	2~4天

1. 洋地黄化法

病情较重或不能口服者，可选用去乙酰毛花苷或地高辛静脉注射，首次给予洋地黄化总量的1/2，余量分两次，每隔4～6小时给予，多数患儿可于8～12小时达到洋地黄化。能口服的患儿开始给予口服地高辛，首次给予洋地黄化总量的1/3或1/2，余量分两次，每隔6～8小时给予。

2. 维持量

洋地黄化后12小时可开始给予维持量。维持量的疗程视病情而定，急性肾炎合并心力衰竭者往往不需用维持量或仅需短期应用。短期难以去除病因者，如心内膜弹力纤维增生症或风湿性心脏病等，则应注意随患儿体重的增长并及时调整剂量，以维持小儿血清中地高辛的有效浓度。

3. 使用洋地黄的注意事项

用药前应了解患儿在3周内的洋地黄使用情况，以防药物过量引起中毒。各种病因引起的心肌炎患儿对洋地黄耐受性差，一般按常规剂量减去1/3，且饱和时间不宜过快。未成熟儿和不足2周的新生儿因肝肾功能尚不完善，势必引起中毒，洋地黄化剂量应偏小，可按婴儿剂量减少1/3～1/2。钙剂对洋地黄有协同作用，故使用洋地黄类药物时应避免使用钙剂。此外，低血钾会促使洋地黄中毒，应给予注意。

4. 洋地黄毒性反应

心力衰竭愈重、心功能愈差者，其治疗量和中毒量愈接近，故易发生中毒。肝肾功能障碍、电解质紊乱、低钾、高钙、心肌炎和使用大剂量利尿剂之后的患儿均易发生洋地黄中毒。小儿洋地黄中毒最常见的表现为心律失常，如房室传导阻滞、室性期前收缩和阵发性室上性心动过速等。其次为恶心、呕吐等胃肠道症状。神经系统症状，如嗜睡、头昏、色视等较少见。

洋地黄中毒时应立即停用洋地黄和利尿剂，同时补充钾盐。小剂量钾盐能控制洋地黄引起的室性期前收缩和阵发性室上性心动过速。轻者每日给予氯化钾0.075～0.1 g/kg，分次口服；严重者每小时给予氯化钾0.03～0.04 g/kg，静脉滴注，总量不超过0.15 g/kg，滴注时用10％的葡萄糖稀释成0.3％的浓度。肾功能不全和合并房室传导阻滞者忌用静脉给钾。钾盐治疗无效或并发其他心律失常时的治疗参见心律失常章节。

（三）利尿剂

水钠潴留为心力衰竭的一个重要病理生理改变，故合理应用利尿剂为治疗心力衰竭的一项重要措施。当使用洋地黄类药物而心力衰竭仍未完全控制，或伴有显著水肿者，宜加用利尿剂（表2-2）。对急性心力衰竭或肺水肿者可选用快速强效利尿剂，如呋塞米，其作用快而强，可排除较多的Na^+，而K^+的损失相对较少。慢性心力衰竭一般联合使用噻嗪类与保钾利尿剂，并采用间歇疗法维持治疗，防止电解质紊乱。

表2-2　各种利尿剂的临床应用

种类	药名	剂量和方法	作用时间	并发症及注意事项	作用强弱
碱性利尿剂	依他尼酸（利尿酸）、呋塞米（速尿）	静脉注射：每次1 mg/kg，稀释成2 mg/mL，5～10分钟缓推，必要时8～12小时可重复。口服：2～3 mg/（kg·d），分2～3次	静脉注射后15分钟，口服30分钟开始起作用。1～2小时为利尿高峰	可引起脱水、低钾、低氯、碱中毒，肾衰竭者用利尿酸有耳聋危险，婴儿慎用	++++
噻嗪类	氢氯噻嗪	口服：1～5 mg/（kg·d），分2～3次，维持治疗服4天停3天，不满6个月者，0.5～0.75 mg/（kg·d），分2～3次	1小时开始起作用，4～6小时达高峰，持续12小时	常用可致电解质紊乱（低钾、低氯）及心律失常，粒细胞减少	+++
保钾利尿剂	螺内酯	口服：1～2 mg/（kg·d），分2～3次	3～4小时开始起作用，8～12小时达高峰，持续2～3天	有保钾、保氯作用，和氯噻嗪类使用可增强疗效	+
保钾利尿剂	氨苯蝶啶	口服：2～4 mg/（kg·d），分2～3次	1小时开始起作用，4～6小时达高峰，持续12小时		

（四）血管扩张剂

近年来应用血管扩张剂治疗顽固性心力衰竭取得一定疗效。小动脉的扩张使心脏后负荷降低，从而可能增加心搏出量，同时静脉的扩张使前负荷降低，心室充盈压下降，肺充血的症状亦可得到缓解，对左室舒张压增高的患者更为适用。

1. 血管紧张素转化酶抑制剂

通过血管紧张素转化酶的抑制，可减少循环中血管紧张素 II 的浓度发挥效应。通过国际大规模多中心的随机对照的临床试验，证明该药能有效缓解心力衰竭的临床症状，改善左室的收缩功能，防止心肌的重构，逆转心室肥厚，降低心力衰竭患者的病死率。儿科临床的中长期疗效还有待观察。卡托普利（巯甲丙脯酸）剂量为每日0.4 ~ 0.5 mg/kg，分2 ~ 4次口服，首剂0.5 mg/kg，以后根据病情逐渐加量。马来酸依那普利（苯酯丙脯酸）剂量为每日0.05 ~ 0.1 mg/kg，1次口服。

2. 硝普钠

硝普钠能释放 NO，使 cGMP 升高而松弛血管的平滑肌，扩张小动脉、静脉的血管平滑肌，作用强、生效快和持续时间短。硝普钠对急性心力衰竭（尤其是急性左心力衰竭、肺水肿）伴周围血管阻力明显增加者效果显著。在治疗体外循环心脏手术后的低心排综合征时联合多巴胺效果更佳。应在动脉压力监护下进行。剂量为每分钟 0.2 μg/kg，以 5 % 葡萄糖稀释后点滴，以后每隔 5 分钟，可每分钟增加 0.1 ~ 0.2 μg/kg，直到获得疗效或血压有所降低。最大剂量不超过每分钟 3 μg/kg。

3. 甲磺酸酚妥拉明（苄胺唑啉）

甲磺酸酚妥拉明为 α 受体阻滞剂，以扩张小动脉为主，兼有扩张静脉的作用。剂量为每分钟2 ~ 6 μg/kg，以5 % 葡萄糖稀释后静脉滴注。

（五）其他药物治疗

心力衰竭伴有血压下降时可应用多巴胺，每分钟5 ~ 10 μg/kg。必要时剂量可适量增加，一般不超过每分钟30 μg/kg。如血压显著下降，则给予肾上腺素每分钟0.1 ~ 1.0 μg/kg持续静脉滴注，这有助于增加心搏出量，提高血压而心率不一定明显增快。

第五节　高血压

高血压是指全身体循环动脉压升高。儿童原发性高血压多见于青少年，儿童原发性高血压的患病率并不低，为0.5%～2%；继发性高血压的患病率为0.1%～0.3%，因起病急、程度重，所以就诊者多。

一、病因及发病机制

高血压分为原发性高血压和继发性高血压。原发性高血压与遗传因素、肥胖，以及食物中盐量过高、钾含量过低、饱和脂肪酸过多和低钙有关。长期精神紧张、交感神经兴奋性过高、睡眠不足、吸烟等，由于机体产生过多的肾上腺素和去甲肾上腺素也可使血压升高。继发性高血压是某种疾病的临床表现之一。常见病因为肾脏疾病、血管病变、内分泌疾病、颅脑病变、药物中毒。

二、诊断

高血压：至少3次平均收缩压和（或）舒张压为同性别、年龄和身高儿童血压的第95百分位。

正常血压：收缩压和舒张压小于同性别、年龄和身高儿童血压的第90百分位。

高血压前期：平均收缩压和（或）舒张压水平在90至95百分位，当儿童血压水平大于等于120/80 mmHg，但是低于第95百分位时，也被认为是高血压前期。

（一）症状

根据高血压的程度差别，轻者无症状，部分患者有头痛、头晕、鼻出血、食欲下降、视力减退等症状；重者有共济失调、偏瘫、失语、惊厥、昏迷，以及引

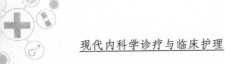

起高血压原发病的症状。

（二）体征

（1）高血压原发病的体征。

（2）测量四肢血压，注意血压差异并触诊颈动脉及四肢脉搏。

（3）颈胸腹背部的血管杂音，股动脉枪击音。

（三）实验室检查

（1）尿液检查：尿常规、24小时尿蛋白、24小时尿香草基扁桃酸（VMA）。

（2）血液检查：血沉、C-反应蛋白、抗核抗体、甲状腺功能五项、肾素-血管紧张素-醛固酮（立位、卧位）、ACTH、皮质醇（节律8AM、4PM、11PM）、血儿茶酚胺、血糖、血钾、血钠、血氯、胆固醇、甘油三酯、皮质醇、尿素氮、肌苷、尿酸等。

（3）眼底检查。根据眼底的异常可将小儿高血压分为4度：Ⅰ度为正常眼底；Ⅱ度有局灶性小动脉收缩；Ⅲ度有渗出伴有或无出血；Ⅳ度有视盘水肿。

（4）心电图、超声心动图：观察是否有心脏肥大，并注意有无主动脉缩窄、主动脉瓣闭锁、动脉导管未闭等症状。

（5）肾及肾上腺超声：了解有无肾及肾上腺病变。

（6）全身大血管超声：注意有无多发性大动脉炎、血管狭窄、栓塞。

（7）MRI、CT：检查肾脏大小，是否有嗜铬细胞瘤及瘤的部位。

（8）肾盂造影、肾动脉造影、肾核素检查。

三、鉴别诊断

做相关检查区分原发性高血压和继发性高血压的诊断。

四、治疗

（一）一般治疗

消除各种精神紧张因素，低盐饮食。肥胖儿应降低体重，加强体育锻炼。

（二）药物治疗

部分顽固性高血压需联合应用降压药物，常见联合降压药组合方式如下：利尿剂和β受体阻滞剂；利尿剂和血管紧张素转化酶抑制剂（ACEI）或血管紧张素受体阻滞药（ARB）；利尿剂和钙通道阻滞剂；钙通道阻滞剂和ACEI或ARB；ACEI或ARB。

1. 血管紧张素转化酶抑制剂

（1）卡托普利：推荐剂量为早产儿及足月儿每次0.1～0.3 mg/kg，24～48小时逐渐加量到每次0.5 mg/kg，每天3次。6个月以上患儿起始剂量为每次0.3～0.5 mg/kg，每天3次，最大量为每天4 mg/kg，停药时逐渐减量。

（2）马来酸依那普利：对血管紧张素转化酶ACE的抑制作用比卡托普利强3～5倍。剂量为每次0.08～0.1 mg/kg，每天1～2次，渐增至最大量每天1 mg/kg。

2. 钙通道阻滞剂

（1）硝苯地平（心痛定）：每次0.2～0.5 mg/kg，每天3次。最大量每次10 mg。舌下含服疗效优于口服。

（2）盐酸维拉帕米：每天4～8 mg/kg，分3次口服，1岁以下小儿不用。

（3）苯磺酸氨氯地平片：长效，每天1次。

3. 利尿剂

（1）氢氯噻嗪：每天1～2 mg/kg，分2～3次口服。

（2）呋塞米：每次1～2 mg/kg，每天1～2次，必要时可静脉注射。

（3）螺内酯：每天1.5～3 mg/kg，分3次口服。

4. 肾上腺素能受体阻滞剂（β受体阻滞剂）

（1）盐酸普萘洛尔：心力衰竭或支气管哮喘患者禁忌。剂量为每天1～4 mg/kg，总量小于60 mg/d。

（2）酒石酸美托洛尔：1～2 mg/（kg·d），每天分2次口服。

5. 血管紧张素受体阻滞药

氯沙坦钾、厄贝沙坦等，通过减少血管紧张素与受体的结合降低血压，剂量1～1.5 mg/（kg·d），每天1次。

6. 动脉血管扩张剂

（1）盐酸肼屈嗪：每次0.25～0.5 mg/kg，每天3次，最大每天2 mg/kg，静脉注射每次0.1～0.5 mg/kg。

（2）米诺地尔（敏乐定）：每天0.2～1 mg/kg，最大50 mg/d。

五、并发症

（一）高血压危象

儿童期高血压危象常表现为高血压脑病，治疗应选择紧急静脉给药降压。

经静脉滴注降压药以硝普钠为首选。硝普钠降压作用迅速，将硝普钠按0.5～1.0 μg/（kg·min）速度滴注，以后每隔5分钟逐渐增量0.1～0.2 μg/（kg·min），通常剂量为3～5 μg/（kg·min），最大剂量不超过8 μg/（kg·min）。滴瓶、滴管应予避光。滴注药液需现用现配，滴注时间超过4小时应重新配制。若长时间（超过72小时）、大剂量（每分钟大于200 μg/kg）滴注还应注意监测血清硫氰酸盐的水平，大于100 mg/L为中毒水平。

二氮嗪为非利尿的噻嗪类衍生物，适用于不宜应用硝普钠的高血压脑病患儿。剂量为1～5 mg/kg，静脉快速注入（15～30秒），1～3分钟后显效，降压作用持续6～24小时（平均12～18小时）。如效果不佳，于5～10分钟后可重复静脉注射。必要时静脉滴注，先按每分钟0.25 μg/kg，最大剂量为每分钟5 μg/kg，持续滴注20分钟。

拉贝洛尔开始按0.25 mg/kg，缓慢静脉注射，如无效可于10分钟后重复使用2～3次，最后剂量可增至1 mg/kg，但总剂量应不超过4 mg/kg。

无论应用何种降压药物，都应注意降压速度不宜过快，即逐渐降压。一般来说，最好在治疗开始后6小时内，降低计划降压的1/3，在12小时内降低计划降压的1/3，可在48～72小时将血压降至接近正常。如降压速度过快，可引发心、肾、脑等重要脏器血流灌注不足，尤其可加重高血压脑病患儿的缺血性脑损伤。病情平稳后可改用口服降压药维持，常用的有硝苯地平（心痛定）和卡托普利等。

降颅压：高血压脑病时常有不同程度的脑水肿和颅高压，因此需积极应用甘露醇、呋塞米等药物，以迅速缓解神经症状，并预防脑疝的发生。

抗惊厥：在降压、脱水的同时，如患儿发生惊厥，需及时给予苯巴比妥、地西泮和水合氯醛等药物以止惊。

（二）高血压并发心力衰竭的紧急处理

除积极治疗引起高血压的原发病外，应及时降低血压。目前，首选硝普钠静脉滴注。病情稳定后可改用硝苯地平和卡托普利口服，同时需经静脉给予去乙酰毛花苷、地高辛等洋地黄制剂以增加心肌收缩力。经静脉给予呋塞米等强效利尿剂可有效减轻心脏前负荷，也有利于降低血压。另外，应给患儿吸氧，烦躁不安时需用镇静剂。如发生肺水肿，可按常规处理。

六、预防

预防应采用综合措施，定期监测血压。饮食上需保证儿童正常生长发育需要，避免超重，并应从婴幼儿时期开始，避免喂过量牛奶或总热卡过多。避免高胆固醇饮食，多食蔬菜，鼓励低盐饮食。坚持体育锻炼，避免精神过度紧张。保证足够的睡眠时间，避免吸烟、饮酒。

第三章

神经系统疾病

第一节　血栓形成性脑梗死

血栓形成性脑梗死主要是脑动脉主干或皮质支动脉粥样硬化导致血管增厚、管腔狭窄闭塞和血栓形成，还可见于动脉血管内膜炎症、先天性血管畸形、真性红细胞增多症及血液高凝状态、血流动力学异常等，均可致血栓形成，引起脑局部血流减少或供血中断，出现局灶性神经系统症状和体征，如偏瘫、偏身感觉障碍和偏盲等。大面积脑梗死还有颅内高压症状，严重者可发生昏迷和脑疝。约90%的血栓形成性脑梗死是在动脉粥样硬化的基础上发生的，因此称之为动脉粥样硬化性血栓形成性脑梗死。

脑梗死的发病率约为110/10万，占全部脑卒中的60%~80%。其中，血栓形成性脑梗死占脑梗死的60%~80%。

一、临床表现

（一）症状与体征

血栓形成性脑梗死多在50岁以后发病，常伴有高血压；多在睡眠中发病，醒来后才发现肢体偏瘫。部分患者有头昏、头痛、眩晕，以及肢体麻木、无力等短暂性脑缺血发作的前驱症状，多数患者经数小时甚至1~2天症状达高峰。患者通常意识清楚，但大面积脑梗死或基底动脉闭塞可造成意识障碍，甚至发生脑疝等危重症状。神经系统定位体征视脑血管闭塞的部位及梗死的范围而定。

（二）临床分型

根据病情程度分型，如完全性缺血性中风，系指起病6小时内病情即达高峰，一般较重并伴有意识障碍。根据病程进展分型，如进展型缺血性中风，则指局限性脑缺血逐渐进展，数天内呈阶梯式加重。

1. 按病程和病情分型

（1）进展型。局限性脑缺血症状逐渐加重，呈阶梯式加重，可持续6小时至数日。

（2）缓慢进展型。起病后1~2周症状仍逐渐加重，血栓逐渐发展，脑缺血和脑水肿的范围继续扩大，症状由轻变重，直到出现对侧偏瘫、意识障碍，甚至发生脑疝，类似颅内肿瘤，又称类脑瘤型。

（3）大块梗死型。此型又称爆发型，如颈内动脉或大脑中动脉主干等较大动脉的急性脑血栓形成，往往症状出现快，伴有明显的脑水肿和颅内压增高，患者头痛、呕吐、病灶对侧偏瘫，常伴意识障碍，很快进入昏迷。有时发生脑疝，类似脑出血，又称类脑出血型。

（4）可逆性缺血性脑疾病（RIND）。此型患者症状体征持续超过24小时，但在2~3周内完全恢复，不留后遗症。病灶多数发生于大脑半球半卵圆中心，可能由于该区，尤其是非优势半球侧支循环迅速而充分代偿，缺血尚未导致不可逆的神经细胞损害，也可能是一种较轻的梗死。

2. OCSP分型

英国牛津郡社区脑卒中规划（OCSP）的分型。

（1）完全性前循环梗死（TACI）。表现为三联征，即完全性大脑中动脉（MCA）综合征的表现。①大脑高级神经活动障碍（意识障碍、失语、失算、空间定向力障碍等）。②同向偏盲。③对侧3个部位（面部、上肢和下肢）较严重的运动和（或）感觉障碍。多为MCA近端主干，少数为颈内动脉虹吸段闭塞

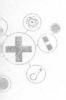

引起的大面积脑梗死。

（2）部分前循环梗死（PACI）。有以上三联征中的两个，或只有高级神经活动障碍，或感觉运动缺损较TACI局限。提示是MCA远端主干、各级分支或ACA及分支闭塞引起的中、小梗死。

（3）后循环梗死（POCI）。表现为各种不同程度的椎–基底动脉综合征。椎–基底动脉综合征可表现为：同侧脑神经瘫痪及对侧感觉运动障碍；双侧感觉运动障碍；双眼协同活动及小脑功能障碍，无长束征或视野缺损等。大多是椎–基底动脉及分支闭塞引起的程度不同的脑干、小脑梗死。

（4）腔隙性梗死（LACI）。表现为腔隙综合征，如纯运动性偏瘫、纯感觉性脑卒中、共济失调性轻偏瘫、手笨拙–构音不良综合征等。大多是基底节或脑桥小穿支病变引起的小腔隙灶。

OCSP分型方法简便，更加符合临床实际的需要，临床医师不必依赖影像或病理结果即可对急性脑梗死迅速分出亚型，并做出有针对性的处理。

（三）临床综合征

1. 颈内动脉闭塞综合征

颈内动脉血栓形成，主干闭塞。病史中可有头痛、头晕、晕厥、半身感觉异常或轻偏瘫；病变对侧有偏瘫、偏身感觉障碍和偏盲；可有精神症状，严重时有意识障碍；病变侧有视力减退，有的还有视神经乳头萎缩；病灶侧有霍纳综合征；病灶侧颈动脉搏动减弱或消失；优势半球受累可有失语，非优势半球受累可出现体象障碍。

2. 大脑中动脉闭塞综合征

大脑中动脉血栓形成，大脑中动脉主干闭塞，引起病灶对侧偏瘫、偏身感觉障碍和偏盲，优势半球受累还有失语症状。累及非优势半球可有失用、失认和体象障碍等顶叶症状。病灶广泛，可引起脑肿胀，甚至死亡。

（1）皮质支闭塞：引起病灶对侧偏瘫、偏身感觉障碍，面部及上肢重于下肢；优势半球病变有运动性失语，非优势半球病变有体象障碍。

（2）深穿支闭塞：出现对侧偏瘫和偏身感觉障碍；优势半球病变可出现运动性失语。

3. 大脑前动脉闭塞综合征

大脑前动脉血栓形成，大脑前动脉主干闭塞。在前交通动脉分出之前发生阻塞时，因病损脑组织可通过对侧前交通动脉得到血供，故不出现临床症状；在前交通动脉分出之后发生阻塞时，可出现对侧中枢性偏瘫，以面瘫和下肢瘫为重，可伴轻微偏身感觉障碍，以及排尿障碍（旁中央小叶受损）、精神障碍（额极与胼胝体受损）、强握及吸吮反射（额叶受损）等症状。

（1）皮质支闭塞：引起对侧下肢运动及感觉障碍、轻微共济运动障碍、排尿障碍和精神障碍。

（2）深穿支闭塞：引起对侧中枢性面、舌及上肢瘫。

4. 大脑后动脉闭塞综合征

大脑后动脉血栓形成。约70%的患者两条大脑后动脉来自基底动脉，并有后交通动脉与颈内动脉联系交通。20%~25%的患者一条大脑后动脉来自基底动脉，另一条来自颈内动脉；其余患者，两条大脑后动脉均来自颈内动脉。

大脑后动脉供应颞叶的后部和基底面、枕叶的内侧及基底面，并发出丘脑膝状体及丘脑穿动脉供应丘脑血液。

（1）主干闭塞：引起对侧同向性偏盲，上部视野受损较重，黄斑回避（黄斑视觉皮质代表区为大脑中、后动脉双重血液供应，故黄斑视力不受累）。

（2）中脑水平大脑后动脉起始处闭塞：可见垂直性凝视麻痹、动眼神经麻痹、眼球垂直性歪扭斜视。

（3）双侧大脑后动脉闭塞：引起皮质盲、记忆障碍（累及颞叶）、不能识别熟悉面孔（面容失认症）、幻视和行为综合征。

（4）深穿支闭塞：丘脑穿动脉闭塞可引起红核丘脑综合征，病侧有小脑性共济失调、意向性震颤、舞蹈样不自主运动和对侧感觉障碍；丘脑膝状体动脉闭塞可引起丘脑综合征，病变对侧有偏身感觉障碍（深感觉障碍较浅感觉障碍为重）、偏身自发性疼痛、轻偏瘫、共济失调和舞蹈手足徐动症。

5. 椎-基底动脉闭塞综合征

椎-基底动脉血栓形成。椎-基底动脉实为一连续的脑血管干并由共同的神经支配，无论是结构、功能还是临床病症的表现，两侧互为影响，实难予以完全分开，故常总称为椎-基底动脉系疾病。

（1）基底动脉主干闭塞综合征：指基底动脉主干血栓形成。发病虽然不如脑桥出血那么急，但病情常迅速恶化，出现眩晕、呕吐、四肢瘫痪、共济失调、昏迷和高热等。大多数患者在短期内死亡。

（2）双侧脑桥正中动脉闭塞综合征：指双侧脑桥正中动脉血栓形成，为典型的闭锁综合征。表现为四肢瘫痪、假性延髓性麻痹、双侧周围性面瘫、双眼球外展麻痹、两侧的侧视中枢麻痹。但患者意识清楚，视力、听力和眼球垂直运动正常，所以患者可通过听觉、视觉和眼球上下运动表示意识和交流。

（3）基底动脉尖综合征：基底动脉尖分出两对动脉——小脑上动脉和大脑后动脉，分支供应中脑、丘脑、小脑上部、颞叶内侧及枕叶。血栓性闭塞多发生于基底动脉中部，栓塞性病变通常发生在基底动脉尖。栓塞性病变导致眼球运动及瞳孔异常，表现为单侧或双侧动眼神经部分或完全麻痹、眼球上视不能（上丘受累）、光反射迟钝而调节反射存在（顶盖前区病损）、一过性或持续性意识障碍（中脑或丘脑网状激活系统受累）、对侧偏盲或皮质盲（枕叶受累）、严重记忆障碍（颞叶内侧受累）。如果是中老年人突发意识障碍又较快恢复，有瞳孔改变、动眼神经麻痹、垂直注视障碍、无明显肢体瘫痪和感觉障碍应想到该综合征的可能。如果还有皮质盲或偏盲、严重记忆障碍更支持本综合征的诊断，需做头部CT或MRI检查，若发现有双侧丘脑、枕叶、颞叶和中脑病灶则可确诊。

（4）中脑穿动脉综合征：指中脑穿动脉血栓形成，亦称斯特奇-韦伯综合征，病变位于大脑脚底，损害锥体束及动眼神经，引起病灶侧动眼神经麻痹和对侧中枢性偏瘫。中脑穿动脉闭塞还可引起本尼迪特综合征，累及动眼神经髓内纤维及黑质，引起病灶侧动眼神经麻痹及对侧锥体外系症状。

（5）脑桥支闭塞综合征：指脑桥支血栓形成引起的米-古综合征，病变位于脑桥的腹外侧部，累及展神经核和面神经核及锥体束，引起病灶侧眼球外直肌麻痹、周围性面神经麻痹和对侧中枢性偏瘫。

（6）内听动脉闭塞综合征：指内听动脉血栓形成（内耳卒中）。内耳的内听动脉有两个分支：较大的耳蜗动脉供应耳蜗及前庭迷路下部；较小的耳蜗动脉供应前庭迷路上部，包括水平半规管及椭圆囊斑。由于口径较小的前庭动脉缺乏侧支循环，以致前庭迷路上部对缺血选择性敏感，故迷路缺血常出现严重眩晕、恶心、呕吐。若耳蜗支同时受累则有耳鸣、耳聋，耳蜗支单独梗死则会突发耳聋。

（7）小脑后下动脉闭塞综合征：指小脑后下动脉血栓形成，也称瓦伦堡综合征。表现为急性起病的头晕、眩晕、呕吐（前庭神经核受损）、交叉性感觉障碍，即病侧面部感觉减退、对侧肢体痛觉、温度觉障碍（病侧三叉神经脊束核及对侧交叉的脊髓丘脑束受损），以及同侧霍纳综合征（下行交感神经纤维受损）、同侧小脑性共济失调（绳状体或小脑受损）、声音嘶哑、吞咽困难（疑核受损）。小脑后下动脉常有解剖变异，常见不典型临床表现。

二、辅助检查

（一）影像学检查

1. 胸部X线检查

了解心脏情况及肺部有无感染和癌肿等。

2. CT检查

CT检查不仅可以确定梗死的部位及范围，而且可以明确是单发还是多发。缺血性脑梗死发病12～24小时，CT检查通常没有明显的阳性表现。梗死灶最初表现为不规则的稍低密度区，病变与血管分布区一致。常累及基底节区，如为多发灶，亦可连成一片。病灶大、水肿明显时可有占位效应。在发病后2～5天，病灶边界清晰，呈楔形或扇形。1～2周，水肿消失，边界更清，密度更低。发病第2周，可出现梗死灶边界不清楚，等密度或稍低密度，即模糊效应。在增强扫描后往往呈脑回样增强，有助于诊断。4～5周，部分小病灶可消失，而大片状梗死灶密度进一步降低和囊变，后者CT值接近脑脊液。

在基底节和内囊等处的小梗死灶（一般在15 mm以内）称之为腔隙性脑梗死，病灶亦可发生在脑室旁深部白质、丘脑及脑干。

在CT排除脑出血并证实为脑梗死后，CT血管成像（CTA）对探测颈动脉及其各主干分支的狭窄的准确率较高。

3. MRI检查

MRI检查是敏感性、准确率更高的一种检测方法，其无辐射、无骨组织伪迹、更易早期发现小脑、脑干等部位的梗死灶，并于脑梗死后6小时左右便可检测到由细胞毒性水肿和T2加权延长引起的MRI信号变化。近年来，除常规应用SE序列T2加权像原理诊断外，更需采用功能性磁共振成像，如弥散加权成像（DWI）、表观弥散系数（ADC）、液体抑制反转恢复序列（FLAIR）等进行水平位和冠状位的检查，往往在脑缺血发生后1～1.5小时便可发现脑组织水含量增加引起的MRI信号变化，并随即可进一步行磁共振血管成像（MRA）、CT血管成像（CTA）或数字减影血管造影（DSA）以了解梗死血管部位，为超早期施行动脉内介入溶栓治疗创造条件，有时还可发现血管畸形等非动脉硬化性血管病变。

（1）超早期：脑梗死临床发病后1小时内，DWI便可描出高信号梗死灶，ADC序列显示暗区。实际上，DWI显示的高信号灶仅是血流低下引起的缺血灶。随着缺血的进一步进展，DWI从高信号渐转为等信号或低信号，病灶范围渐增大；PWI、FLAIR及T2WI均显示高信号病灶区。值得注意的是，DWI对超早期脑干缺血性病灶，在水平位不易发现，而往往在冠状位可清楚显示。

（2）急性期：血脑屏障尚未明显破坏，缺血区有大量水分子聚集，T1WI和T2WI明显延长，T1WI呈低信号，T2WI呈高信号。

（3）亚急性期及慢性期：由于正血红铁蛋白游离，T1WI呈边界清楚的低信号，T2WI和FLAIR均呈高信号。直至病灶区水肿消除，坏死组织逐渐产生，囊性区形成，乃至脑组织萎缩。FLAIR呈低信号或低信号与高信号混杂区，中线结构移向病侧。

（二）脑脊液检查

脑梗死患者的脑脊液检查一般正常，大面积脑梗死时可有压力增高和蛋白含量增高，出血性脑梗死时可见红细胞。

（三）经颅多普勒超声

经颅多普勒超声（TCD）是诊断颅内动脉狭窄和闭塞的手段之一，对脑底动脉严重狭窄（＞65％）的检测有一定的价值。局部脑血流速度改变与频谱图形异常是脑血管狭窄最基本的TCD改变。三维B超检查可协助发现颈内动脉粥样硬化斑块的大小和厚度，以及有没有管腔狭窄及其严重程度。

（四）心电图检查

心电图检查可进一步了解心脏情况。

（五）血液学检查

（1）血常规、血沉、抗"O"和凝血功能检查：了解有无感染征象、活动风湿和凝血功能情况。

（2）血糖：了解有无糖尿病。

（3）血清脂质：包括总胆固醇和三酰甘油（甘油三酯）有无增高。

（4）脂蛋白：低密度脂蛋白胆固醇（LDL-C）由极低密度脂蛋白胆固醇（VLDL-C）转化而来。通常情况下，LDL-C从血浆中清除，其所含胆固醇酯由脂肪酸水解，当体内LDL-C显著升高时，LDL-C附着到动脉的内皮细胞与LDL受体结合，而易被巨噬细胞摄取，沉积在动脉内膜上形成动脉硬化。有一组报道显示，正常人的LDL-C为（2.051±0.853）mmol/L，脑梗死患者的为（3.432±1.042）mmol/L。

（5）载脂蛋白B：载脂蛋白B（ApoB）是低密度脂蛋白（LDL）和极低密度脂蛋白（VLDL）的主要载脂蛋白，其含量能精确反映出LDL的水平，与动脉粥样硬化（AS）的发生关系密切。在AS的硬化斑块中，胆固醇并不是孤立地沉积于动脉壁上，而是以LDL整个颗粒形成沉积物。ApoB能促进沉积物与氨基多糖结合成复合物，沉积于动脉内膜上，从而加速AS形成。对总胆固醇（TC）、LDL-C均正常的脑血栓形成患者，ApoB仍然表现出较好的差别性。

ApoA-I的主要生物学作用是激活卵磷脂胆固醇转移酶，此酶在血浆胆固醇（Ch）酯化和HDL成熟（HDL→HDL2→HDL3）过程中起着极为重要的作用。ApoA-I与HDL2可逆结合以完成Ch从外周组织转移到肝脏。因此，ApoA-I显著下降时，可形成AS。

（6）血小板聚集功能：近些年来的研究提示血小板聚集功能亢进参与体内多种病理反应过程，尤其是对缺血性脑血管疾病的发生、发展和转归起重要作用。血小板最大聚集率（PMA）、解聚型出现率（PDC）和双相曲线型出现率（PBC），发现缺血性脑血管疾病PMA显著高于对照组，PDC明显低于对照组。

（7）血栓烷A2和前列环素：许多文献强调花生四烯酸（AA）的代谢产物在影响脑血液循环中起着重要作用，其中血栓烷A2（TXA2）和前列环素（PGI2）的平衡更引人注目。脑组织细胞和血小板等质膜有丰富的不饱和脂肪酸，脑缺氧时，磷脂酶A2被激活，分解膜磷脂使AA释放增加。后者在环氧化酶的作用下血小板和血管内皮细胞分别生成TXA2和PGI2。TXA2和PGI2水平改变在缺血性脑血管疾病的发生上是原发还是继发的问题，目前还不清楚。TXA2大量产生，PGI2的生成受到抑制，使正常情况下TXA2与PGI2之间的动态平衡受到破坏。TXA2强烈的缩血管和促进血小板聚集作用因失去对抗而占优势，对于缺血性低灌流的发生起着重要作用。

（8）血液流变学：缺血性脑血管疾病全血黏度、血浆比黏度、血细胞比容升高，血小板电泳和红细胞电泳时间延长。通过对脑血管疾病进行133例脑血流（CBF）测定，并将黏度相关的几个变量因素与CBF做了统计学处理，发现全部患者的CBF均低于正常值，证实了血液黏度因素与CBF的关系。有学者把血液流变学各项异常作为脑梗死的危险因素之一。

红细胞表面带有负电荷，其所带电荷越少，电泳速度就越慢。有一组报道显示脑梗死组红细胞电泳速度明显慢于正常对照组，说明急性脑梗死患者红细胞表面电荷减少、聚集性强，可能与动脉硬化性脑梗死的发病有关。

三、诊断与鉴别诊断

（一）诊断

（1）血栓形成性脑梗死为中年以后发病。

（2）常伴有高血压。

（3）部分患者发病前有短暂性脑缺血发作史。

（4）常在安静休息时发病，醒后发现症状。

（5）症状、体征可归为某一动脉供血区的脑功能受损，如病灶对侧偏瘫、偏身感觉障碍和偏盲，优势半球病变还有语言功能障碍。

（6）多无明显头痛、呕吐和意识障碍。

（7）大面积脑梗死有颅内高压症状，头痛、呕吐或昏迷，严重时发生脑疝。

（8）脑脊液检查多属正常。

（9）发病12小时后CT检查发现低密度灶。

（10）MRI检查可更早发现梗死灶。

（二）鉴别诊断

1. 脑出血

血栓形成性脑梗死和脑出血均为中老年人多见的急性起病的脑血管疾病，必须进行CT/MRI检查予以鉴别。

2. 脑栓塞

血栓形成性脑梗死和脑栓塞同属脑梗死范畴，且均为急性起病，后者多有心脏病病史，或有其他肢体栓塞史，心电图检查可发现心房颤动等，以供鉴别诊断。

3. 颅内占位性病变

少数颅内肿瘤、慢性硬膜下血肿和脑脓肿患者可以突然发病，表现出局灶性神经功能缺失症状，而易与脑梗死相混淆。但颅内占位性病变常有颅内高压症状和逐渐加重的临床过程，颅脑CT检查对鉴别诊断有一定的价值。

4. 脑寄生虫病

脑囊虫病、脑型血吸虫病，也可在癫痫发作后，急性起病偏瘫。寄生虫的有关免疫学检查和神经影像学检查可帮助鉴别。

四、治疗

欧洲卒中组织（ESO）缺血性脑卒中和短暂性脑缺血发作处理指南［欧洲卒中促进会（EUSI），2008年］推荐所有急性缺血性脑卒中患者都应在卒中单元内接受以下治疗。

（一）溶栓治疗

理想的治疗方法是在缺血组织出现坏死之前，尽早清除栓子，使闭塞脑血管再开通和重建缺血区的供血，以减轻其对神经组织的损害。正因为如此，溶栓治疗脑梗死一直引起人们的广泛关注。国外早在1958年即有溶栓治疗脑梗死的报道，由于有脑出血等并发症，溶栓疗法一度停止使用。近30多年来，由于溶栓治疗急性心肌梗死的患者取得了很大的成功，大大减少了心肌梗死的范围，病死率下降20％~50％。溶栓治疗脑梗死又被启用。另外，CT扫描能及时排除颅内出血，可在早期或超早期进行溶栓治疗，因而提高了疗效和减少脑出血等并发症。

1．病例选择

（1）临床诊断符合急性脑梗死。

（2）头颅CT扫描排除颅内出血和大面积脑梗死。

（3）治疗前收缩压不宜大于180 mmHg，舒张压不宜大于110 mmHg。

（4）无出血素质或出血性疾病。

（5）年龄18～80岁。

（6）溶栓最佳时机为发病后6小时内，特别在3小时内。

（7）获得患者家属的书面知情同意。

2．禁忌证

（1）病史和体检符合蛛网膜下腔出血。

（2）CT扫描有颅内出血、肿瘤、动静脉畸形或动脉瘤。

（3）两次降压治疗后血压仍大于180/110 mmHg。

（4）过去30天内有手术史或外伤史，3个月内有脑外伤史。

（5）病史有血液疾病、出血素质、凝血功能障碍或使用抗凝药物史，凝血酶原时间（PT）＞15秒，活化部分凝血活酶时间（APTT）＞40秒，国际标准化比值（INR）＞1.4，血小板计数＜100×10^9/L。

（6）脑卒中发病时有癫痫发作的患者。

3．治疗时间窗

前循环脑卒中的治疗时间窗一般认为在发病后6小时内（使用阿替普酶为3小时内），后循环闭塞时的治疗时间窗适当放宽到12小时。一方面是因为脑干对缺血耐受性更强；另一方面是由于后循环闭塞后预后较差，更积极的治疗有可能挽救患者的生命。许多研究者尝试放宽治疗时限，有认为脑梗死12～24小时早期溶栓治疗有可能对少部分患者有效。但美国卒中协会（ASA）和欧洲卒中促进会（EUSI）都赞同在缺血性脑卒中发作后3小时内早期恢复缺血脑的血流灌注，才可获得良好的转归。两者也讨论了超过治疗时间窗溶栓的效果，EUSI的结论是，目前仅能作为临床试验的组成部分。对于不能可靠地确定脑卒中发病时间的患者，包括睡眠觉醒时发现脑卒中发病的病例，两者均不推荐进行静脉溶栓治疗。

4．溶栓药物

（1）尿激酶：从健康人新鲜尿液中提取分离，然后再进行高度精制而得到的蛋白质，没有抗原性，不引起过敏反应。其溶栓特点为不仅溶解血栓表面，而且深入栓子内部，但对陈旧性血栓很难起作用。尿激酶是非特异性溶栓药，与纤维蛋白的亲和力差，常易引起出血并发症。尿激酶的剂量和疗程目前尚无统一标准，剂量波动范围也大。

静脉滴注法：尿激酶每次100万～150万U溶于0.9％氯化钠注射液500～1 000 mL中，静脉滴注，仅用1次。另外，还可每次尿激酶20万～50万U溶于0.9％氯化钠注射液500 mL中静脉滴注，每日1次，可连用7～10天。

动脉滴注法：选择性动脉给药有两种途径。一是超选择性脑动脉注射法，即经股动脉或肘动脉穿刺后，先进行脑血管造影，明确血栓所在的部位，再将导管插至颈动脉或椎-基底动脉的分支，直接将药物注入血栓所在的动脉或直接注入血栓处，达到较准确的选择性溶栓作用。在注入溶栓药后，还可立即进行血管造影了解溶栓的效果。二是采用颈动脉注射法，常规颈动脉穿刺后，将溶栓药注入发生血栓的颈动脉，起到溶栓的效果。动脉溶栓尿激酶的剂量一般是10万～30万U，有学者报道药物剂量还可适当加大。但急性脑梗死取得疗效的关键是掌握最佳的治疗时间窗，才会取得更好的效果，治疗时间窗比给药途径更重要。

（2）阿替普酶（rt-PA）：rt-PA是第1种获得美国食品药品监督管理局（FDA）批准的溶栓药，特异性作用于纤溶酶原，激活血块上的纤溶酶原，而对血循环中的纤溶酶原亲和力小。因纤溶酶赖氨酸结合部位已被纤维蛋白占据，血栓表面的α2-抗纤溶酶作用很弱，但血中的纤溶酶赖氨酸结合部位未被占据，故可被α2-抗纤溶酶很快灭活。因此，rt-PA的优点为局部溶栓，很少产生全身抗凝、纤溶状态，而且无抗原性。但rt-PA半衰期短（3～5分钟），而且血循环中纤维蛋白原激活抑制物的活性高于rt-PA，会有一定的血管再闭塞，故临床溶栓必须用大剂量连续静脉滴注。rt-PA治疗剂量是0.85～0.90 mg/kg，总剂量小于90 mg，10％的剂量先给予静脉推注，其余90％的剂量在24小时内静脉滴注。

美国（美国卒中学会、美国心脏病协会分会，2007）更新的《急性缺血性脑卒中早期治疗指南》指出，早期治疗的策略性选择，发病接诊的当时第一阶段医师能做的就是三件事：①评价患者；②诊断、判断缺血的亚型；③分诊、介入、外科或内科，0～3小时的治疗只有静脉溶栓，而且推荐使用rt-PA。

《中国脑血管病防治指南》（卫生部疾病控制司、中华医学会神经病学分会，2004年）建议：①对经过严格选择的发病3小时内的急性缺血性脑卒中患者，应积极采用静脉溶栓治疗，首选阿替普酶（rt-PA），无条件采用rt-PA时，可用尿激酶替代；②发病3~6小时的急性缺血性脑卒中患者，可应用静脉尿激酶溶栓治疗，但选择患者应更严格；③对发病6小时以内的急性缺血性脑卒中患者，在有经验和有条件的单位，可以考虑进行动脉内溶栓治疗研究；④基底动脉血栓形成的溶栓治疗时间窗和适应证，可以适当放宽；⑤超过时间窗溶栓，不会提高治疗效果，且会增加再灌注损伤和出血并发症，不宜溶栓，恢复期患者应禁用溶栓治疗。

美国《急性缺血性脑卒中早期处理指南》（美国卒中学会、美国心脏病协会分会，2007）Ⅰ级建议：MCA梗死少于6小时的严重脑卒中患者，动脉溶栓治疗是可以选择的，或可选择静脉内滴注rt-PA；治疗要求患者处于一个有经验、能够立刻进行脑血管造影，且提供合格的介入治疗的脑卒中中心。鼓励相关机构界定遴选能进行动脉溶栓的个人标准。Ⅱ级建议：对于具有使用静脉溶栓禁忌证，诸如近期手术的患者，动脉溶栓是合理的。Ⅲ级建议：动脉溶栓的可获得性不应该一般地排除静脉内给予rt-PA。

（二）降纤治疗

降纤治疗可以降解血栓蛋白质，增加纤溶系统的活性，抑制血栓形成或促进血栓溶解。此类药物亦应早期应用，最好是在发病后6小时内，但没有溶栓药物严格，特别适应于合并高纤维蛋白原血症者。目前，国内纤溶药物种类很多，现介绍下面几种。

1. 巴曲酶

巴曲酶又名东菱克栓酶，能分解纤维蛋白原，抑制血栓形成，促进纤溶酶的生成，而纤溶酶是溶解血栓的重要物质。巴曲酶的剂量和用法：第1天10 BU，第3天和第5天各为5 BU~10 BU稀释于0.9%的氯化钠注射液100~250 mL中，静脉滴注1小时以上。对治疗前纤维蛋白原在4 g/L以上和突发性耳聋（内耳卒中）的患者，首次剂量为15 BU~20 BU，以后隔日5 BU，疗程1周，必要时可增至3周。

2. 精纯溶栓酶

精纯溶栓酶又名注射用降纤酶，是以我国尖吻蝮蛇（又名五步蛇）的蛇毒为原料，经现代生物技术分离、纯化而精制的蛇毒制剂。本品为缬氨酸蛋白水解酶，能直接作用于血中的纤维蛋白链释放出肽A。此时生成的肽A血纤维蛋白体的纤维系统，诱发rt-PA的释放，增加rt-PA的活性，促进纤溶酶的生成，使已形成的血栓得以迅速溶解。本品不含出血毒素，因此很少引起出血并发症。剂量和用法：首次10 U稀释于0.9 %氯化钠注射液100 mL中缓慢静脉滴注，第2天10 U，第3天5 U～10 U。必要时可适当延长疗程，1次5 U～10 U，隔日静脉滴注1次。

3. 降纤酶

降纤酶的曾用名为蝮蛇抗栓酶、精纯抗栓酶和去纤酶。取材于东北白眉蝮蛇的蛇毒，是单一成分蛋白水解酶。剂量和用法：急性缺血性脑卒中，首次10 U加入0.9 %氯化钠注射液100～250 mL中静脉滴注，以后每日或隔日1次，连用2周。

4. 注射用纤溶酶

注射用纤溶酶是从蝮蛇蛇毒中提取纤溶酶并制成制剂，其原理是利用抗体最重要的生物学特性——抗体与抗原能特异性结合，即抗体分子只与其相应的抗原发生结合。纤溶酶单克隆抗体纯化技术，就是用纤溶酶抗体与纤溶酶进行特异性结合，从而达到分离纯化纤溶酶，同时去除蛇毒中的出血毒素和神经毒。剂量和用法：对急性脑梗死（发病后72小时内）第1～3天每次300 U加入5 %葡萄糖注射液或0.9 %氯化钠注射液250 mL中静脉滴注，第4～14天每次100 U～300 U。

5. 安康乐得

安康乐得是马来西亚一种蝮蛇毒液的提纯物，是一种蛋白水解酶，能迅速有效地降低血纤维蛋白原，并可裂解纤维蛋白肽A，导致低纤维蛋白血症。剂量和用法：2～5 AU/kg，溶于0.9 %氯化钠注射液250～500 mL中，6～8小时静脉滴注完，每日1次，连用7天。

《中国脑血管病防治指南》建议如下。

（1）脑梗死早期（特别是12小时以内）可选用降纤治疗，高纤维蛋白血症更应积极降纤治疗。

（2）应严格掌握适应证和禁忌证。

（三）抗血小板药

抗血小板药又称血小板功能抑制剂。随着对血栓性疾病发生机制认识的加深，有专家发现血小板在血栓形成中起着重要的作用。近年来，抗血小板药在预防和治疗脑梗死方面越来越受到人们的重视。

抗血小板药主要包括血栓素A2抑制剂（阿司匹林）、ADP受体阻滞剂（噻氯匹定、氯吡格雷）、磷酸二酯酶抑制剂（双嘧达莫）、糖蛋白（GP）Ⅱb/Ⅲa受体阻滞剂和其他抗血小板药。

1. 阿司匹林

阿司匹林是一种强效的血小板聚集抑制剂。阿司匹林抗栓作用的机制，主要是基于对环氧化酶的不可逆性抑制，使血小板内花生四烯酸转化为血栓素A2（TXA2）受阻，因为TXA2可使血小板聚集和血管平滑肌收缩。在脑梗死发生后，TXA2可增加脑血管阻力、促进脑水肿形成。小剂量阿司匹林，可以最大限度地抑制TXA2和最低限度地影响前列环素（PGI2），从而达到比较理想的效果。国际脑卒中实验协作组和急性缺血性脑卒中临床试验（CAST）协作组两项非盲法随机干预研究表明，脑卒中发病后48小时内应用阿司匹林是安全有效的。

阿司匹林预防和治疗缺血性脑卒中效果的不恒定，可能与用药剂量有关。有些研究者认为每日给75～325 mg最为合适。有学者分别给患者口服阿司匹林每日50 mg、100 mg、325 mg和1 000 mg，进行比较，发现50 mg/d即可完全抑制TXA2生成，出血时间从5.03分钟延长到6.96分钟，100 mg/d出血时间7.78分钟，但1 000 mg/d反而缩减至6.88分钟。也有人观察到口服阿司匹林45 mg/d，尿内TXA2代谢产物能被抑制95％，而尿内PGI2代谢产物基本不受影响；每日100 mg，则尿内TXA2代谢产物完全被抑制，而尿内PGI2代谢产物保持基线的25％～40％；若用1 000 mg/d，则上述两项代谢产物完全被抑制。根据以上实验结果和临床实践提示，阿司匹林每日100～150 mg最为合适，既能达到预防和治疗的目的，又能避免发生不良反应。

《中国脑血管病防治指南》建议如下。

（1）多数无禁忌证的未溶栓患者，应在脑卒中后尽早（最好48小时内）开始使用阿司匹林。

（2）溶栓患者应在溶栓24小时后，使用阿司匹林，或阿司匹林与双嘧达莫缓释剂的复合制剂。

（3）阿司匹林的推荐剂量为150～300 mg/d，分2次服用，2～4周后改为预防剂量（50～150 mg/d）。

2．氯吡格雷

由于噻氯匹定有明显的不良反应，已基本被淘汰，被第二代ADP受体阻滞剂氯吡格雷所取代。氯吡格雷和噻氯匹定一样对ADP诱导的血小板聚集有较强的抑制作用，对花生四烯酸、胶原、凝血酶、肾上腺素和血小板活化因子诱导的血小板聚集也有一定的抑制作用。与阿司匹林不同的是，它们对ADP诱导的血小板第Ⅰ相和第Ⅱ相的聚集均有抑制作用，且有一定的解聚作用。它还可以与红细胞膜结合，降低红细胞在低渗溶液中的溶解倾向，改变红细胞的变形能力。

氯吡格雷和阿司匹林均可作为治疗缺血性脑卒中的一线药物，多项研究都说明氯吡格雷的效果优于阿司匹林。氯吡格雷与阿司匹林合用防治缺血性脑卒中，比单用效果更好。氯吡格雷可用于预防颈动脉粥样硬化高危患者急性缺血事件。有文献报道23例颈动脉狭窄患者，在颈动脉支架置入术前常规服用阿司匹林100 mg/d，介入治疗前晚给予负荷剂量氯吡格雷300 mg，术后服用氯吡格雷75 mg/d，3个月后经颈动脉彩超发现，新生血管内皮已完全覆盖支架，无血管闭塞和支架内再狭窄。

氯吡格雷的使用剂量为每次50～75 mg，每日1次。它的不良反应与阿司匹林比较，发生胃肠道出血的风险明显降低，发生腹泻和皮疹的风险略有增加，但明显低于噻氯匹定。主要不良反应有头昏、头胀、恶心、腹泻，偶有出血倾向。氯吡格雷禁用于对本品过敏者及近期有活动性出血者。

3．双嘧达莫

双嘧达莫又名潘生丁，通过抑制磷酸二酯酶活性，阻止环腺苷酸（cAMP）的降解，提高血小板cAMP的水平，具有抗血小板黏附聚集的能力。双嘧达莫已作为预防和治疗冠心病、心绞痛的药物，而用于防治缺血性脑卒中的效果仍有争议。欧洲卒中预防研究（ESPS）大宗RCT研究认为双嘧达莫与阿司匹林联合防治缺血性脑卒中，疗效是单用阿司匹林或双嘧达莫的2倍，并不会导致更多的出血不良反应。

美国FDA最近批准了阿司匹林和双嘧达莫复方制剂用于预防脑卒中。这一复方制剂每片含阿司匹林50 mg和缓释双嘧达莫400 mg。一项大规模随机试验发现，与单用小剂量阿司匹林比较，这种复方制剂可使脑卒中发生率降低22％，但这项资料的价值仍有争论。

双嘧达莫的不良反应轻而短暂，长期服用可有头痛、头晕、呕吐、腹泻、面红、皮疹和皮肤瘙痒等。

4. 糖蛋白（GP）Ⅱb/Ⅲa受体阻滞剂

GPⅡb/Ⅲa受体阻滞剂是一种新型抗血小板药，其通过阻断GPⅡb/Ⅲa受体与纤维蛋白原配体的特异性结合，有效抑制各种血小板激活剂诱导的血小板聚集，进而防止血栓形成。GPⅡb/Ⅲa受体是一种血小板膜蛋白，是血小板活化和聚集反应的最后通路。GPⅡb/Ⅲa受体阻滞剂能完全抑制血小板聚集反应，是作用最强的抗血小板药。

GPⅡb/Ⅲa受体阻滞剂分为3类，即抗体类（阿昔单抗）、肽类（依替巴肽）和非肽类（替罗非班）。这3种药物均获美国FDA批准应用。

该药还能抑制动脉粥样硬化斑块的其他成分，对预防动脉粥样硬化和修复受损血管壁起重要作用。GPⅡb/Ⅲa受体阻滞剂在缺血性脑卒中二级预防中的剂量、给药途径、时间、监护措施及安全性等目前仍在探讨之中。

有报道对于阿替普酶（rt-PA）溶栓和球囊血管成形术机械溶栓无效的大血管闭塞和急性缺血性脑卒中患者，GPⅡb/Ⅲa受体阻滞剂能够提高治疗效果。阿昔单抗的抗原性虽已减低，但仍有部分患者可引起变态反应。

5. 西洛他唑

西洛他唑又名培达，可抑制磷酸二酯酶（PDE），特别是PDEⅢ，提高cAMP水平，从而起到扩张血管和抑制血小板聚集的作用，常用剂量为每次50～100 mg，每日2次。

为了检测西洛他唑对颅内动脉狭窄进展的影响，有学者进行了一项多中心双盲随机与安慰剂对照研究，将135例大脑中动脉M1段或基底动脉狭窄有急性症状者随机分为两组，一组接受西洛他唑200 mg/d治疗，另一组给予安慰剂治疗，所有患者均口服阿司匹林100 mg/d，在进入试验和6个月后分别做MRA和TCD对颅内动脉狭窄程度进行评价。主要转归指标为MRA上有症状颅内动脉狭窄的进展，次要转归指标为临床事件和TCD的狭窄进展。西洛他唑组，45例有症状颅内动脉狭窄者中有3例（6.7%）进展、11例（24.4%）缓解；而安慰剂组15例（28.8%）进展、8例（15.4%）缓解，两组差异有显著性意义。

有症状颅内动脉狭窄是一个动态变化的过程，西洛他唑有可能防止颅内动脉狭窄的进展。西洛他唑的不良反应可有皮疹、头晕、头痛、心悸、恶心、呕吐，偶有消化道出血、尿路出血等症状。

6. 三氟柳

三氟柳的抗血栓形成作用是通过干扰血小板聚集的多种途径实现的，如不可逆性抑制环氧化酶（CoX）和阻断血栓素A2（TXA2）的形成。三氟柳抑制内皮细胞CoX的作用极弱，不影响前列腺素合成。另外，三氟柳及其代谢产物2-羟基-4-三氟甲基苯甲酸可抑制磷酸二酯酶，增加血小板和内皮细胞内cAMP的浓度，增强血小板的抗聚集效应，该药应用于人体时不会延长出血时间。

有研究将2 113例TIA或脑卒中患者随机分组，进行三氟柳（600 mg/d）或阿司匹林（325 mg/d）治疗，平均随访30.1个月，主要转归指标为非致死性缺血性脑卒中、非致死性心肌梗死和血管性疾病死亡的联合终点，结果两组联合终点发生率、各个终点事件发生率和存活率均无明显差异，三氟柳组出血性事件发生率明显低于阿司匹林组。

7. 沙格雷酯

沙格雷酯又名安步乐克，是5-HT受体阻滞剂，具有抑制由5-HT增强的血小板聚集作用和由5-HT引起的血管收缩的作用，增加被减少的侧支循环血流量，改善周围循环障碍等。口服沙格雷酯后1～5小时即有抑制血小板的聚集作用，可持续4～6小时。口服每次100 mg，每日3次。不良反应较少，可有皮疹、恶心、呕吐和胃部灼热感等。

8. 曲克芦丁

曲克芦丁又名维脑路通，能抑制血小板聚集，防止血栓形成，同时能对抗5-HT、缓激肽引起的血管损伤，增加毛细血管抵抗力，降低毛细血管通透性等。每次200 mg，每日3次，口服；或每次400～600 mg加入5 %葡萄糖注射液或0.9 %氯化钠注射液250～500 mL中静脉滴注，每日1次，可连用15～30天。不良反应较少，偶有恶心和便秘。

（四）扩血管治疗

扩张血管药目前仍然是广泛应用的药物，但脑梗死急性期不宜使用，因为脑梗死病灶后的血管处于血管麻痹状态，此时应用血管扩张药，能扩张正常血管。对病灶区的血管不但不能扩张，还要从病灶区盗血，称作"偷漏现象"。因此，血管扩张药应在脑梗死发病2周后才应用。常用的扩张血管药有以下几种。

1．丁苯酞

每次200 mg，每日3次，口服。偶见恶心，腹部不适，有严重出血倾向者忌用。

2．盐酸倍他司汀

每次20 mg加入5 %葡萄糖注射液500 mL中静脉滴注，每日1次，连用10～15天；或每次8 mg，每日3次，口服。有些患者会出现恶心、呕吐和皮疹等不良反应。

3．盐酸法舒地尔注射液

每次60 mg（2支）加入5 %葡萄糖注射液或0.9 %氯化钠注射液250 mL中静脉滴注，每日1次，连用10～14天。可有一过性颜面潮红、低血压和皮疹等不良反应。

4．盐酸丁咯地尔

每次200 mg加入5 %葡萄糖注射液或0.9 %氯化钠注射液250～500 mL中，缓慢静脉滴注，每日1次，连用10～14天。可有头痛、头晕、肠胃道不适等不良反应。

5．银杏达莫注射液

每次20 mL加入5 %葡萄糖注射液或0.9 %氯化钠注射液500 mL中静脉滴注，每日1次，可连用14天。偶有头痛、头晕、恶心等不良反应。

6．葛根素注射液

每次500 mg加入5 %葡萄糖注射液或0.9 %氯化钠注射液500 mL中静脉滴注，每日1次，连用14天。少数患者可出现皮肤瘙痒、头痛、头昏、皮疹等不良反应，停药后可自行消失。

7．灯盏花素注射液

每次20 mL（含灯盏花乙素50 g）加入5 %葡萄糖注射液或0.9 %氯化钠注射液250 mL中静脉滴注，每日1次，连用14天。偶有头痛、头昏等不良反应。

（五）钙通道阻滞剂

钙通道阻滞剂是继β受体阻滞剂之后，脑血管疾病治疗中最重要的进展之一。正常时细胞内钙离子浓度为10^{-7} mmol/L，细胞外钙离子浓度比细胞内大一万倍。在病理情况下，钙离子迅速内流到细胞内，使原有的细胞内外钙离子平衡破坏，结果造成：①血管平滑肌细胞内钙离子增多，导致血管痉挛，加重缺血、缺氧；②大量钙离子激活ATP酶，使ATP酶加速消耗，结果细胞内能量不足，多种代谢无法维持；③大量钙离子破坏了细胞膜的稳定性，使许多有害物质释放出来；④神经细胞内钙离子陡增，可加速已经衰竭的细胞死亡。使用钙通道阻滞剂的目的在于阻止钙离子内流到细胞内，阻断上述病理过程。

钙通道阻滞剂改善脑缺血和解除脑血管痉挛的机制：①解除缺血灶中的血管痉挛；②抑制肾上腺素能受体介导的血管收缩，增加脑组织葡萄糖利用率，继而增加脑血流量；③有梗死的半球内血液重新分布，缺血区脑血流量增加，高血流区血流量减少，对临界区脑组织有保护作用。

下面是几种常用的钙通道阻滞剂。

1. 尼莫地平

尼莫地平为选择性扩张脑血管作用最强的钙通道阻滞剂。口服，每次40 mg，每日3～4次。注射液，每次24 mg，溶于5%葡萄糖注射液1 500 mL中静脉滴注，开始注射时，1 mg/h，若患者能耐受，1小时后增至2 mg/h，每日1次，连续用药10天，以后改用口服。德国拜耳（Bayer）药厂生产的尼莫地平，每次口服30～60 mg，每日3次，可连用1个月。注射液开始2小时可按照0.5 mg/h静脉滴注，如果耐受性良好，尤其血压无明显下降时，可增至1 mg/h，连用7～10天后改为口服。该药规格为尼莫同注射液50 mL含尼莫地平10 mg，一般每日静脉滴注10 mg。不良反应比较轻微，口服时可有一过性消化道不适、头晕、嗜睡和皮肤瘙痒等。静脉给药可有血压下降（尤其是治疗前有高血压者）、头痛、头晕、皮肤潮红、多汗、心率减慢或心率加快等。

2. 尼卡地平

尼卡地平对脑血管的扩张作用强于外周血管的作用。每次口服20 mg，每日3～4次，连用1～2个月。可有胃肠道不适、皮肤潮红等不良反应。

3. 氟桂利嗪

氟桂利嗪又名西比灵，每次口服5～10 mg，睡前服。有嗜睡、乏力等不良反应。

4. 桂利嗪

桂利嗪又名脑益嗪，每次口服25 mg，每日3次。有嗜睡、乏力等不良反应。

（六）防治脑水肿

大面积脑梗死、出血性梗死的患者多有脑水肿，应给予降低颅压处理，如将床头抬高30°，避免有害刺激，解除疼痛，适当吸氧和恢复正常体温等基本处理；有条件行颅内压测定者，脑灌注压应保持在70 mmHg以上；避免使用低渗和含糖溶液，如脑水肿明显者应快速给予降颅压处理。

1. 甘露醇

甘露醇对缩小脑梗死面积与减轻病残有一定的作用。甘露醇除可降低颅内压外，还可降低血液黏度、增加红细胞变形性、减少红细胞聚集、减少脑血管阻力、增加灌注压、提高灌注量、改善脑的微循环。同时，它还可提高心搏出量。每次125～250 mL静脉滴注，6小时1次，连用7～10天。甘露醇治疗脑水肿疗效快、效果好。不良反应：降颅压有反跳现象，可能引起心力衰竭、肾功能损害、电解质紊乱等。

2. 复方甘油注射液

复方甘油注射液能选择性脱出脑组织中的水分，可减轻脑水肿；在体内参加三羧酸循环代谢后转换成能量，供给脑组织，增加脑血流量，改善脑循环，因而有利于脑缺血病灶的恢复。每日500 mL静脉滴注，每日2次，可连用15～30天。静脉滴注速度应控制在2 mL/min，以免发生溶血反应。由于要控制静脉滴速，因此并不能用于急救。大面积脑梗死的患者，有明显脑水肿甚至发生脑疝，一定要应用足量的甘露醇，或甘露醇与复方甘油同时或交替用药，这样可以维持恒定的降颅压作用和减少甘露醇的用量，从而减少甘露醇的不良反应。

3. 七叶皂苷钠注射液

七叶皂苷钠有抗渗出、消水肿、增加静脉张力、改善微循环和促进脑功能恢复的作用。每次25 mg加入5 %葡萄糖注射液或0.9 %氯化钠注射液250～500 mL中静脉滴注，每日1次，连用10～14天。

4. 手术减压治疗

主要适用于恶性大脑中动脉（MCA）梗死和小脑梗死。

（七）提高血氧和辅助循环

高压氧是有价值的辅助疗法，在脑梗死的急性期和恢复期都有治疗作用。

最近研究提示，脑广泛缺血后，纠正脑的乳酸中毒或脑代谢产物积聚可恢复神经功能。高压氧向脑缺血区域弥散，可使这些区域的细胞在恢复正常灌注前得以存活，从而减轻缺血缺氧后引起的病理改变，保护受损的脑组织。

（八）神经细胞活化剂

据一些药物实验研究报告，神经细胞活化剂有一定的营养神经细胞和促进神经细胞活化的作用，但确切的效果尚待进一步大宗临床验证和评价。

1．胞磷胆碱钠

胞磷胆碱钠参与体内卵磷脂的合成，有改善脑细胞代谢和促进意识恢复的作用。每次750 mg加入5 %葡萄糖注射液250 mL中静脉滴注，每日1次，连用15～30天。

2．三磷酸腺苷二钠

三磷酸腺苷二钠的主要药效成分是三磷酸腺苷，该物质不仅能直接参与磷脂与核酸的合成，而且还间接参与磷脂与核酸合成过程中的能量代谢，有神经营养、调节物质代谢和抗血管硬化的作用。每次60～120 mg加入5 %葡萄糖注射液250 mL中静脉滴注，每日1次，可连用10～14天。

3．小牛血去蛋白提取物

小牛血去蛋白提取物又名爱维治，是一种小分子肽、核苷酸和寡糖类物质，不含蛋白质和致热原。它可促进细胞对氧和葡萄糖的摄取和利用，使葡萄糖的无氧代谢转向为有氧代谢，使能量物质生成增多，延长细胞生存时间，促进组织细胞代谢、功能恢复和组织修复。每次1 200～1 600 mg加入5 %葡萄糖注射液500 mL中静脉滴注，每日1次，可连用15～30天。

4．依达拉奉

依达拉奉是一种自由基清除剂，有抑制脂自由基生成、抑制细胞膜脂质过氧化连锁反应，以及抑制自由基介导的蛋白质、核酸不可逆的破坏作用，是一种脑保护药物。每次30 mg加入5 %葡萄糖注射液250 mL中静脉滴注，每日2次，连用14天。

（九）其他内科治疗

1. 调节和稳定血压

急性脑梗死患者的血压检测和治疗是一个存在争议的领域。因为血压偏低会减少脑血流灌注，加重脑梗死。在急性期，患者会出现不同程度的血压升高。原因是多方面的，如脑卒中后的应激反应、膀胱充盈、疼痛及机体对脑缺氧和颅内压升高的代偿反应等，且其升高的程度与脑梗死病灶大小和部位、疾病前是否患高血压有关。脑梗死早期的高血压处理取决于血压升高的程度及患者的整体情况。美国卒中学会（ASA）和欧洲卒中促进会（EUSI）都赞同：收缩压超过220 mmHg或舒张压超过120 mmHg，则应给予谨慎缓慢降压治疗，并严密观察血压变化，防止血压降得过低。然而有一些脑血管治疗中心，主张只有在出现下列情况才考虑降压治疗，如合并夹层动脉瘤、肾衰竭、心脏衰竭及高血压脑病时。但在溶栓治疗时，需及时降压治疗，应避免收缩压大于185 mmHg，以防止继发性出血。降压推荐使用微输液泵静脉注射硝普钠，可迅速、平稳地降低血压至所需水平，也可用利喜定（压宁定）、卡维地洛等。血压过低对脑梗死不利，应适当提高血压。

2. 控制血糖

糖尿病是脑卒中的危险因素之一，并可加重急性脑梗死和局灶性缺血再灌注损伤。欧洲卒中组织（ESO）《缺血性脑卒中和短暂性脑缺血发作处理指南》［欧洲卒中促进会（EUSI），2008年］指出，已证实急性脑卒中后高血糖与大面积脑梗死、枕叶受累及其功能转归不良有关，但积极降低血糖能否改善患者的临床转归，尚缺乏足够证据。如果过去没有糖尿病史，只是急性脑卒中后血糖应激性升高，则不必应用降糖措施，只需输液中尽量不用葡萄糖注射液就可降低血糖水平。有糖尿病史的患者必须同时应用降糖药适当控制高血糖，血糖超过10 mmol/L（180 mg/dL）时需降糖处理。

3. 防治心脏疾病

对并发心脏疾病的患者要采取相应防治措施，如果要应用甘露醇脱水治疗，则必须加用呋塞米以减少心脏负荷。

4. 防治肺部感染

对有吞咽困难或意识障碍的脑梗死患者，常常容易合并肺部感染，应给予相应抗生素和止咳化痰药物，必要时行气管切开手术，有利于吸痰。

5. 保证营养和水、电解质的平衡

特别是对有吞咽困难和意识障碍的患者，应采用鼻饲，保证营养和水与电解质的补充。

6. 体温管理

在实验室脑卒中模型中，发热与脑梗死体积增大和转归不良有关。体温升高可能是中枢性高热或继发感染的结果，均与临床转归不良有关。应迅速找出感染灶并予以适当治疗，可使用对乙酰氨基酚进行退热治疗。

（十）康复治疗

脑梗死患者只要生命体征稳定，就应尽早开始康复治疗，主要目的是促进神经功能的恢复。早期进行瘫痪肢体的功能锻炼和语言训练，防止关节挛缩和足下垂，可采用针灸、按摩、理疗和被动运动等措施。

第二节　脑栓塞

脑栓塞以前称栓塞性脑梗死，是指来自身体各部位的栓子，经颈动脉或椎动脉进入颅内，阻塞脑部血管，中断血流，导致该动脉供血区域的脑组织缺血缺氧而软化坏死及相应的脑功能障碍。临床表现出相应的神经系统功能缺损症状和体征，如急骤起病的偏瘫、偏身感觉障碍和偏盲等。大面积脑梗死还有颅内高压症状，严重时可发生昏迷和脑疝。脑栓塞约占脑梗死的15％。

一、临床表现

（一）发病年龄

风湿性心脏病引起者以中青年居多，冠心病及大动脉病变引起者以中老年居多。

（二）发病情况

发病急骤，在数秒钟或数分钟之内达高峰，是所有脑卒中发病最快者，有少数患者因反复栓塞可在数日内呈阶梯式加重。一般发病无明显诱因，安静和活动时均可发病。

（三）症状与体征

约有4/5的脑栓塞发生于前循环，特别是大脑中动脉，病变对侧出现偏瘫、偏身感觉障碍和偏盲，优势半球病变还有失语症状。癫痫发作很常见，因大血管栓塞，常引起脑血管痉挛，部分性发作或全面性发作。椎-基底动脉栓塞约占1/5，起病有眩晕、呕吐、复视、交叉性瘫痪、共济失调、构音障碍和吞咽困难等症状。栓子进入一侧或两侧大脑后动脉有同向性偏盲或皮质盲。椎-基底动脉主干栓塞会导致昏迷、四肢瘫痪，可引起闭锁综合征及基底动脉尖综合征。

心源性栓塞患者有心慌、胸闷、心律不齐和呼吸困难等症状。

二、辅助检查

（一）胸部X线检查

胸部X线检查可发现心脏肥大。

（二）心电图检查

心电图检查可发现陈旧或新鲜的心肌梗死、心律失常等。

（三）超声心动图检查

超声心动图检查是评价心源性脑栓塞的重要依据之一，能够显示心脏立体解剖结构，包括瓣膜反流和运动、心室壁的功能和心腔内的肿块。

（四）多普勒超声检查

多普勒超声检查有助于测量血流通过狭窄瓣膜的压力梯度及狭窄的严重程度。彩色多普勒超声血流图可检测瓣膜反流程度并可研究与血管造影的相关性。

（五）经颅多普勒超声（TCD）检查

TCD可检测颅内血流情况，评价血管狭窄的程度及闭塞血管的部位，也可检测动脉粥样硬化的斑块及微栓子的部位。

（六）神经影像学检查

头颅CT和MRI检查可显示缺血性梗死和出血性梗死改变。合并出血性梗死高度支持脑栓塞的诊断，许多患者继发出血性梗死临床症状并未加重，发病3～5天内复查CT可早期发现继发性梗死后出血。早期脑梗死CT难于发现，常规MRI假阳性率较高，MRI弥散加权成像（DWI）和灌注加权成像（PWI）可以发现超急性期脑梗死。磁共振血管成像（MRA）是一种无创伤性显示脑血管狭窄或阻塞的方法，造影特异性较高。数字减影血管造影（DSA）可更好地显示脑血管狭窄的部位、范围和程度。

（七）腰椎穿刺脑脊液检查

脑栓塞引起的大面积脑梗死可有压力增高和蛋白含量增高。出血性脑梗死时可见红细胞。

三、诊断与鉴别诊断

（一）诊断

（1）多为急骤发病。

（2）多数无前驱症状。

（3）一般意识清楚或有短暂意识障碍。

（4）有颈内动脉系统或椎-基底动脉系统症状和体征。

（5）腰椎穿刺脑脊液检查一般不应含血，若有红细胞可考虑出血性脑栓塞。

（6）栓子的来源可为心源性或非心源性，也可同时伴有脏器栓塞症状。

（7）头颅CT和MRI检查可见梗死灶或出血性梗死灶。

（二）鉴别诊断

1. 血栓形成性脑梗死

血栓形成性脑梗死均为急性起病的偏瘫、偏身感觉障碍，但血栓形成性脑梗死发病较慢，短期内症状可逐渐进展，一般无心房颤动等心脏病症状，头颅CT很少见到出血性梗死灶，以资鉴别。

2. 脑出血

脑出血均为急骤起病的偏瘫，但脑出血多数伴有高血压、头痛、呕吐和意识障碍，头颅CT为高密度灶可以鉴别。

四、治疗

（一）抗凝治疗

对抗凝治疗预防心源性脑栓塞复发的利弊，仍存在争议。有的学者认为脑栓塞容易发生出血性脑梗死和大面积脑梗死，可有明显的脑水肿，所以在急性期不主张应用较强的抗凝药物，以免引起出血性脑梗死，或并发脑出血及加重脑水肿。也有学者认为，抗凝治疗是预防随后再发栓塞性脑卒中的重要手段。心房颤动或有再栓塞风险的心源性病因、动脉夹层或动脉高度狭窄的患者，可应用抗凝药物预防再栓塞。栓塞复发的高风险可完全抵消发生出血的风险。常用的抗凝药物有以下几种。

1. 肝素钠

肝素钠有妨碍凝血活酶的形成作用，能增强抗凝血酶、中和活性凝血因子及纤溶酶；还有消除血小板的凝集作用，通过抑制透明质酸酶的活性而发挥抗凝作用。肝素钠每次12 500 U～25 000 U（100～200 mg）加入5 %葡萄糖注射液或0.9 %氯化钠注射液1 000 mL中，缓慢静脉滴注或微泵注入，以每分钟10～20滴为宜，维持48小时，同时第1天开始口服抗凝药。

有颅内出血、严重高血压、肝肾功能障碍、消化道溃疡、急性细菌性心内膜炎和出血倾向者禁用。根据活化部分凝血活酶时间（APTT）调整剂量，维持治疗前APTT值的1.5～2.5倍，及时检测凝血活酶时间及活动度。用量过大，可导致严重的自发性出血。

2. 那曲肝素钙

那曲肝素钙又名低分子肝素钙，是一种由普通肝素钠通过硝酸分解纯化而得到的低分子肝素钙盐，其平均分子量为4 500。目前认为，那曲肝素钙是通过抑制凝血酶的生长而发挥作用的。另外，它还可溶解血栓和改善血流动力学，对血小板的功能影响明显小于肝素钠，很少引起出血并发症。因此，那曲肝素钙是一种比较安全的抗凝药。每次4 000 U～5 000 U（WHO单位），腹部脐下外侧皮下垂直注射，每日1～2次，连用7～10天，注意不能用于肌内注射。可能引起注射部位出血性瘀斑、皮下瘀血、血尿和过敏性皮疹。

3. 华法林

华法林为香豆素衍生物钠盐，通过拮抗维生素K的作用，使凝血因子Ⅱ、Ⅶ、Ⅸ和Ⅹ的前体物质不能活化，在体内发挥竞争性的抑制作用，为一种间接性的中效抗凝剂。第1天给予5～10 mg口服；第2天半量；第3天根据复查的凝血酶原时间及活动度结果调整剂量，凝血酶原活动度维持在25 %～40 %给予维持剂量，一般维持量为每日2.5～5 mg，可用3～6个月。不良反应可有牙龈出血、血尿、发热、恶心、呕吐、腹泻等。

（二）脱水降颅压药物

脑栓塞患者常为大面积脑梗死、出血性脑梗死，常有明显的脑水肿，甚至发生脑疝的危险，对此必须立即应用降颅压药物。心源性脑栓塞应用甘露醇可增加心脏负荷，有引起急性肺水肿的风险。20 %甘露醇每次只能给125 mL静脉滴注，每日4～6次。为增强甘露醇的脱水力度，必须同时加用呋塞米，每次40 mg静脉注射，每日2次，可减轻心脏负荷，达到保护心脏的作用，保证甘露醇的脱水治疗。甘油果糖每次250～500 mL缓慢静脉滴注，每日2次。

（三）扩张血管药物

1. 丁苯酞

每次200 mg，每日3次，口服。

2. 葛根素注射液

每次500 mg加入5 %葡萄糖注射液或0.9 %氯化钠注射液250 mL中静脉滴注，

每日1次，可连用10~14天。

3．复方丹参注射液

每次2支（4 mL）加入5 %葡萄糖注射液或0.9 %氯化钠注射液250 mL中静脉滴注，每日1次，可连用10~14天。

4．川芎嗪注射液

每次100 mg加入5 %葡萄糖注射液或0.9 %氯化钠注射液250 mL中静脉滴注，每日1次，可连用10~15天，有脑水肿和出血倾向者忌用。

（四）抗血小板药

早期暂不应用，特别是已有出血性梗死者在急性期不宜应用。当急性期过后，为预防血栓栓塞的复发，可较长期应用阿司匹林或氯吡格雷。

（五）原发病治疗

对感染性心内膜炎的患者（亚急性细菌性心内膜炎），在病原菌未培养出来时，给予青霉素每次320万~400万 U加入5 %葡萄糖注射液或0.9 %氯化钠注射液250 mL中静脉滴注，每日4~6次；已知病原微生物，对青霉素敏感的患者首选青霉素，对青霉素不敏感的患者选用头孢曲松钠，每次2 g加入5 %葡萄糖注射液250~500 mL中静脉滴注，12小时滴完，每日2次。对青霉素过敏和过敏体质者慎用，对头孢菌素类药物过敏者禁用。对青霉素和头孢菌素类抗生素不敏感者可应用去甲万古霉素，30 mg/（kg·d），分2次静脉滴注，每0.8 g药物至少加200 mL液体，在1小时以上时间缓慢滴入，可用4~6周，24小时内最大剂量不超过2 g，此药有明显的耳毒性和肾毒性。

第三节　短暂性脑缺血发作

短暂性脑缺血发作（TIA）是指因脑血管病变引起的短暂性、局限性脑功能缺失或视网膜功能障碍。临床症状一般持续10～20分钟，多在1小时内缓解，最长不超过24小时，不遗留神经功能缺失症状，结构性影像学（CT、MRI）检查无责任病灶。凡临床症状持续超过1小时且神经影像学检查有明确病灶者不宜称为TIA。

1975年，国际上曾将TIA定义将临床症状限定为24小时，这是基于时间的定义。2002年，美国TIA工作组提出了新的定义，即由于局部脑或视网膜缺血引起的短暂性神经功能缺损发作，典型临床症状持续不超过1小时，且无急性脑梗死的证据。TIA新的基于组织学的定义以脑组织有无损伤为基础，更有利于临床医师及时进行评价，使急性脑缺血能得到迅速干预。

流行病学统计表明，15％的脑卒中患者曾发生过TIA。不包括未就诊的患者，美国每年TIA发作人数估计为20万～50万人。TIA患者发生脑卒中率明显高于一般人群，TIA后第1个月内发生脑梗死者占4％～8％，1年内发生脑梗死者占12％～13％，5年内增至24％～29％。TIA患者发生脑卒中率在第1年内较一般人群高13～16倍，是最严重的脑卒中预警事件，也是治疗干预的最佳时机，频发TIA更应以急诊处理。

一、临床表现

TIA多发于老年人，男性多于女性。发病突然，恢复完全，不遗留神经功能缺损的症状和体征，多有反复发作的病史。持续时间短暂，一般为10～15分钟，颈内动脉系统平均为14分钟，椎–基底动脉系统平均为8分钟，每日数次发作，发作间期无神经系统症状及阳性体征。颈内动脉系统TIA与椎–基底动脉系统TIA相比，发作频率较少，但更容易发展为脑梗死。

TIA神经功能缺损的临床表现依据受累的血管供血范围而不同，临床常见的神经功能缺损有以下两种。

（一）颈动脉系统TIA

常见的症状为对侧面部或肢体的一过性无力和感觉障碍、偏盲，偏侧肢体或单肢的发作性轻瘫最常见，通常以上肢和面部较重，优势半球受累可出现语言障碍。单眼视力障碍为颈动脉系统TIA所特有，短暂的单眼黑矇是颈动脉分支——眼动脉缺血的特征性症状，表现为短暂性视物模糊，眼前灰暗感或云雾状。

（二）椎–基底动脉系统TIA

常见症状为眩晕、头晕、平衡障碍、复视、构音障碍、吞咽困难、皮质性盲和视野缺损、共济失调、交叉性肢体瘫痪或感觉障碍。脑干网状结构缺血可能由于双下肢突然失张力发作，造成跌倒。颞叶、海马、边缘系统等部位缺血可能出现短暂性全面性遗忘症，表现为突发的一过性记忆丧失，时间、空间定向力障碍，患者有自知力，无意识障碍，对话、书写、计算能力保留，症状可持续数分钟至数小时。

血流动力学型TIA与微栓塞型TIA在临床表现上也有所区别（表3–1）。

表3–1　血流动力学型TIA与微栓塞型TIA的临床鉴别要点

临床表现	血流动力学型TIA	微栓塞型TIA
发作频率	密集	稀疏
持续时间	短暂	较长
临床特点	刻板	多变

二、辅助检查

治疗的结果与确定病因直接相关，辅助检查的目的在于确定病因及危险因素。

（一）TIA的神经影像学表现

普通CT和MRI扫描正常。MRI灌注加权成像（PWI）表现可有局部脑血流减低，但不出现DWI的影像异常。TIA作为临床常见的脑缺血急症，要进行快速的综合评估，尤其是MRI检查（包括DWI和PWI），以便鉴别脑卒中，确定半暗带，制定治疗方案和判断预后。CT检查可以排除脑出血、硬膜下血肿、脑肿瘤、动静脉畸形和动脉瘤等临床表现与TIA相似的疾病，必要时需行腰椎穿刺以排除蛛网膜下腔出血。CT血管成像（CTA）、磁共振血管成像（MRA）有助于了解血管情况。脑梗死型TIA的概念是指临床表现为TIA，但影像学上有脑梗死的证据，早期的MRI弥散加权成像（DWI）检查发现，20％～40％临床上表现为TIA的患者存在梗死灶。但实际上根据TIA的新概念，只要出现了梗死灶就不能诊断为TIA。

（二）血浆同型半胱氨酸检查

血浆同型半胱氨酸（HCY）浓度与动脉粥样硬化程度密切相关，血浆HCY水平升高是全身性动脉硬化的独立危险因素。

（三）其他检查

其他检查包括：TCD检查可发现颅内动脉狭窄，并且可进行血流状况评估和微栓子检测；血常规和生化检查也是必要的；神经心理学检查可能发现轻微的脑功能损害；双侧肱动脉压、桡动脉搏动、双侧颈动脉及心脏有无杂音、全血和血小板检查、血脂、空腹血糖及糖耐量、纤维蛋白原、凝血功能、抗心磷脂抗体、心电图、心脏及颈动脉超声、TCD、DSA等，有助于发现TIA的病因和危险因素、评判动脉狭窄程度、评估侧支循环建立程度和进行微栓子的检测；有条件时应考虑经食管超声心动图检查，可能发现卵圆孔未闭等心源性栓子的来源。

三、诊断与鉴别诊断

（一）诊断

诊断只能依靠病史，根据血管分布区内急性短暂神经功能障碍与可逆性发作特点，结合CT排除出血性疾病后可考虑TIA。确立TIA诊断后应进一步进行病因、发病机制的诊断和危险因素分析。TIA和脑梗死之间并没有截然的区别，两者应被视为一个疾病动态演变过程的不同阶段，应尽可能采用组织学损害的标准界定两者。

（二）鉴别诊断

鉴别需要考虑其他可以导致短暂性神经功能障碍发作的疾病。

1. 癫痫发作后出现的托德（Todd）麻痹

部分性运动性癫痫发作后可能遗留短暂的肢体无力或轻偏瘫，持续0.5～36小时可消除。患者有明确的癫痫病史，脑电图（EEG）可见局限性异常，CT或MRI可能发现脑内病灶。

2. 偏瘫型偏头痛

偏瘫型偏头痛多于青年期发病，女性多见，可有家族史。头痛发作的同时或过后出现同侧或对侧肢体不同程度瘫痪，并可在头痛消退后持续一段时间。

3. 晕厥

晕厥为短暂性弥漫性脑缺血、缺氧所致，表现为短暂性意识丧失，常伴有面色苍白、大汗、血压下降，EEG多数正常。

4. 梅尼埃病

梅尼埃病的发病年龄较轻，发作性眩晕、恶心、呕吐可与椎-基底动脉系统TIA相似，反复发作常合并耳鸣及听力减退，症状可持续数小时至数天，但缺乏中枢神经系统定位体征。

5. 其他

血糖异常、血压异常、颅内结构性损伤（如肿瘤、血管畸形、硬膜下血肿、动脉瘤等）、多发性硬化等，也可能出现类似TIA的临床症状。临床上可以依靠影像学资料和实验室检查进行鉴别诊断。

四、治疗

TIA是缺血性血管病变的重要部分。TIA既是急症，也是预防缺血性血管病变的最佳和最重要时机。TIA的治疗与二级预防密切结合，可减少脑卒中及其他缺血性血管事件发生。TIA症状持续1小时以上，应按照急性脑卒中流程进行处理。根据TIA病因和发病机制的不同，应采取不同的治疗策略。

（一）控制危险因素

TIA需要严格控制危险因素，包括调整血压、血糖、血脂、同型半胱氨酸，以及戒烟、治疗心脏疾病、避免大量饮酒、有规律的体育锻炼、控制体重等。已经发生TIA的患者或高危人群可长期服用抗血小板药。阿司匹林肠溶片为目前最主要的预防性用药之一。

（二）药物治疗

1. 抗血小板药

抑制血小板活化、黏附和聚集，防止血栓形成，减少动脉微栓子。常用药物如下。

（1）阿司匹林肠溶片：通过抑制环氧化酶，减少血小板内花生四烯酸转化为血栓素A2（TXA2）抑制血小板聚集。各国指南推荐的标准剂量不同，我国指南的推荐剂量为75～150 mg/d。

（2）氯吡格雷（75 mg/d）：被广泛采用的抗血小板药，通过抑制血小板表面的二磷酸腺苷（ADP）受体来抑制血小板聚集。

（3）双嘧达莫：血小板磷酸二酯酶抑制剂，缓释剂可与阿司匹林联合使用，效果优于单用阿司匹林。

2. 抗凝治疗

考虑存在心源性栓子的患者应给予抗凝治疗。抗凝剂种类很多，肝素、低分子量肝素、口服抗凝剂（如华法林、香豆素）等均可选用，但除低分子量肝素外，其他抗凝剂如肝素、华法林等在应用过程中应注意检测凝血功能，以避免发生出血等不良反应。低分子量肝素，每次4 000 U～5 000 U，腹部皮下注射，每日2次，连用7～10天，与普通肝素比较，生物利用度好，使用安全。口服华法林6～12 mg/d，3～5天后改为2～6 mg/d维持，国际标准化比值（INR）范围为2.0～3.0。

3. 降压治疗

血流动力学型TIA的治疗以改善脑供血为主，慎用血管扩张药物，除抗血小

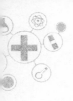

板聚集、降脂治疗外，需慎重管理血压，避免降压过度，必要时可给予扩容治疗。在大动脉狭窄解除后，可考虑将血压控制在目标值以下。

4. 生化治疗

防治动脉硬化及其引起的动脉狭窄和痉挛，以及斑块脱落的微栓子栓塞造成TIA。主要用药：维生素B_1，每次10 mg，3次/日；维生素B_2，每次5 mg，3次/日；维生素B_6，每次10 mg，3次/日；复合维生素B，每次10 mg，3次/日；维生素C，每次100 mg，3次/日；叶酸片，每次5 mg，3次/日。

（三）手术治疗

颈动脉内膜切除术（CEA）和颈动脉支架成形术（CAS）适用于症状性颈动脉狭窄70%以上的患者，实际操作上应从严掌握适应证。仅为预防脑卒中而让无症状的颈动脉狭窄患者冒险手术不是正确的选择。

第四节　颈动脉粥样硬化

颈动脉粥样硬化是指双侧颈总动脉、颈总动脉分叉处及颈内动脉颅外段的管壁僵硬，内膜中层增厚，内膜下脂质沉积，斑块形成及管腔狭窄，最终可导致脑缺血性损害。

颈动脉粥样硬化与种族有关，白种人中男性老年人颈动脉粥样硬化的发病率最高，在美国约35%的缺血性脑血管病由颈动脉粥样硬化引起，因此对颈动脉粥样硬化的防治一直是西方国家研究的热点，如北美症状性颈动脉内膜切除术试验（NASCET）和欧洲颈动脉外科试验（ECST）。我国对颈动脉粥样硬化的研究起步较晚，目前尚缺乏像NASCET和ECST等大宗试验数据，但随着诊断技术的发展，如高分辨率颈部双功超声、磁共振血管造影、TCD等的应用，人们对颈动脉粥样硬化在脑血管疾病中重要性的认识已明显提高，我国现已开展颈动脉内膜切除术及经皮血管内支架置入术等治疗。

颈动脉粥样硬化的危险因素与一般动脉粥样硬化相似，如高血压、糖尿病、高血脂、吸烟、肥胖等。颈动脉粥样硬化引起脑缺血的机制有两点。

（1）动脉栓塞。栓子可以是粥样斑块基础上形成的附壁血栓脱落，或斑块本身破裂脱落。

（2）血流动力学障碍。人们一直以为血流动力学障碍是颈动脉粥样硬化引起脑缺血的主要发病机制，因此把高度颈动脉狭窄（＞70％）作为防治的重点，如采用颅外-颅内分流术以改善远端供血，但结果并未能降低同侧脑卒中的发病率，原因是颅外-颅内分流术并未能消除栓子源，仅仅是绕道而不是消除颈动脉斑，因此不能预防栓塞性脑卒中。现已认为脑缺血的产生与斑块本身的结构和功能状态密切相关，斑块的稳定性较之斑块的体积有更大的临床意义。动脉栓塞可能是缺血性脑血管病最主要的病因，颈动脉粥样硬化斑块是脑循环动脉源性栓子的重要来源。因此，有必要提高对颈动脉粥样硬化的认识，并在临床工作中加强对颈动脉粥样硬化的防治。

一、临床表现

颈动脉粥样硬化引起的临床症状，主要为短暂性脑缺血发作（TIA）及脑梗死。

（一）TIA

脑缺血症状多在2分钟（＜5分钟）内达高峰，多数持续2～15分钟，仅数秒的发作一般不是TIA。TIA持续时间越长（＜24小时），遗留梗死灶的可能性越大，称为伴一过性体征的脑梗死，不过在治疗上与传统TIA并无区别。

1. 运动症状和感觉症状

运动症状包括单侧肢体无力、动作笨拙或瘫痪。感觉症状为对侧肢体麻木和感觉减退。运动症状和感觉症状往往同时出现，但也可以是纯运动障碍或纯感觉障碍。肢体瘫痪的程度从肌力轻度减退至完全性瘫痪，肢体麻木可无客观的浅感觉减退。如果出现一过性失语，提示优势半球TIA。

2. 视觉症状

一过性单眼黑矇是同侧颈内动脉狭窄较特异的症状，患者常描述为"垂直下沉的阴影"，或像"窗帘拉拢"。典型发作持续仅数秒或数分钟，并可反复、刻板发作。若患者有一过性单眼黑矇伴对侧肢体TIA，则高度提示黑矇侧颈动脉粥样硬化狭窄。

严重的颈动脉狭窄可引起一种少见的视觉障碍。当患者在阳光下时，病变同侧单眼失明，在回到较暗环境后数分钟或数小时视力才能逐渐恢复。其发生的机制尚未明确。

3. 震颤

颈动脉粥样硬化可引起肢体震颤，往往在姿势改变、行走或颈部过伸时出现。这种震颤常发生在肢体远端，单侧，较粗大，且无节律性（3～12 Hz），持续数秒至数分钟，发作时不伴意识改变。脑缺血产生肢体震颤的原因也未明确。

4. 颈部杂音

颈动脉粥样硬化使颈动脉部分狭窄，血液出现涡流，用听诊器可听到杂音。下颌角处舒张期杂音高度提示颈动脉狭窄。颈动脉虹吸段狭窄可出现同侧眼部杂音。但杂音对颈动脉粥样硬化无定性及定位意义，仅50％～60％的颈部杂音与颈动脉粥样硬化有关。在45岁以上人群中，3％～4％的人有无症状颈部杂音。过轻或过重的颈动脉狭窄由于不能形成涡流，因此常无杂音。当一侧颈动脉高度狭窄或闭塞时，病变对侧也可出现杂音。

（二）脑梗死

颈动脉粥样硬化可引起脑梗死，出现持久性的神经功能缺失，头颅CT、MRI扫描可显示大脑中动脉和（或）大脑前动脉供血区基底节及皮质下梗死灶，梗死灶部位与临床表现相符。与其他病因所致的脑梗死不同，颈动脉粥样硬化引起的脑梗死常先有TIA，可呈阶梯状发病。

二、诊断

（一）超声检查

超声检查可评价早期颈动脉粥样硬化及病变的进展程度，是一种方便、常用的方法。国外近70％的颈动脉粥样硬化患者经超声检查即可确诊。在超声检查中应用较多的是双功能超声。双功能超声由多普勒血流超声与显像超声相结合，能反映颈动脉血管壁、斑块形态及血流动力学变化。其测定参数包括颈动脉内膜、颈动脉内膜中层厚度（IMT）、斑块大小及斑块形态、测量管壁内径并计算狭窄程度及颈动脉血流速度。IMT是反映早期颈动脉硬化的指标，若IMT≥1 mm即提示有早期动脉硬化。斑块常发生在颈总动脉分叉处及颈内动脉起始段，根据形态分为扁平斑、软斑、硬斑和溃疡斑四型。斑块的形态较斑块的体积有更重要的临床意义，不稳定的斑块如软斑，特别是溃疡斑，更易合并脑血管疾病。目前有四种方法来计算颈动脉狭窄程度：NASCET法、ECST法、CC法和CSI法。采用较多的是NASCET法：狭窄率=［1–最小残存管径/狭窄远端管径］×100 %。依据血流速度增高的程度，可粗略判断管腔的狭窄程度。

随着超声检查分辨率的提高，特别是其对斑块形态和溃疡的准确评价，使多普勒超声听诊器（DUS）在颈动脉粥样硬化的诊断和治疗方法的选择上具有越来越重要的临床实用价值。但双功能超声也有一定的局限性，超声检查与操作者的经验密切相关，其结果的准确率易受人为因素影响。另外，双功能超声不易区别高度狭窄与完全性闭塞，而两者的治疗方法截然不同。因此，当DUS提示动脉闭塞时，应做血管造影证实。

（二）磁共振血管成像

磁共振血管成像（MRA）是20世纪80年代出现的一项无创性新技术，检查时不需注射对比剂，对人体无损害。MRA对颈动脉粥样硬化评价的准确率在85 %以上，若与双功能超声相结合，则可大大提高无创性检查的精确度。只有当双功能超声与MRA检查结果不一致时，才需做血管造影。MRA的局限性在于费用昂贵，对狭窄程度的评价有偏大倾向。

（三）血管造影

血管造影，特别是数字减影血管造影（DSA），仍然是判断颈动脉狭窄的金标准。在选择是否采用手术治疗和手术治疗方案时，相当多患者仍需做DSA。血管造影的优点是对血管狭窄的判断有很高的准确率，缺点是不易判断斑块的形态。

（四）鉴别诊断

1. 椎-基底动脉系统TIA

当患者表现为双侧运动或感觉障碍、眩晕、复视、构音障碍、同向视野缺失时，应考虑是后循环病变而非颈动脉粥样硬化。一些交替性的神经症状，如先左侧然后右侧的偏瘫，往往提示后循环病变、心源性栓塞或弥散性血管病变。

2. 偏头痛

25%~35%的缺血性脑血管病伴有头痛，且典型偏头痛发作也可伴发神经系统定位体征，易与TIA混淆。两者的区别在于偏头痛引起的定位体征为兴奋性的，如感觉过敏、视幻觉、不自主运动等。偏头痛患者常有类似的反复发作史和家族史。

三、治疗

治疗动脉粥样硬化的方法亦适用于颈动脉粥样硬化，如戒烟、加强体育活动、减肥、控制高血压及降低血脂等。

（一）内科治疗

内科治疗的目的在于阻止颈动脉粥样硬化的进展，预防脑缺血的发生及预防手术后病变的复发。目前尚未完全证实内科治疗可逆转和消退颈动脉粥样硬化。

1. 抗血小板治疗

抗血小板治疗的目的是阻止颈动脉粥样硬化斑块表面生成血栓，预防脑缺血的发作。阿司匹林是目前使用最广泛的抗血小板药，长期服用可较显著地降低心脑血管疾病发生的危险性。阿司匹林的有效剂量为30~1 300 mg/d。目前，还没有证据说明大剂量阿司匹林较小剂量阿司匹林更有效，因此对于绝大多数患者而言，50~325 mg/d是推荐剂量。

对阿司匹林治疗无效的患者，一般不主张用加大阿司匹林的剂量来增强疗效。此时可选择替换其他抗血小板药，如抵克力得等，或改用口服抗凝剂。抵克力得的作用较阿司匹林强，但不良反应也大。

2. 抗凝治疗

当颈动脉粥样硬化患者抗血小板治疗无效，或不能耐受抗血小板治疗时，可采用抗凝治疗。最常用的口服抗凝剂是华法林。

（二）颈动脉内膜切除术

对高度狭窄（70%～99%）的症状性颈动脉粥样硬化患者，首选的治疗方法是动脉内膜切除术（CEA）。国外自20世纪50年代开展CEA至今已有70多年，其术式已有极大的改良。美国每年有10万人因颈动脉狭窄而接受CEA治疗，CEA不仅减少了脑血管疾病的发病率，也降低了因反复发作脑缺血而增加医疗费用。我国现已开展此项医疗技术。

第五节　运动神经元病

运动神经元病（MND）是一组主要侵犯上下运动神经元的慢性变性疾病。病变范围包括脊髓前角细胞、脑干运动神经元、大脑皮质锥体细胞及皮质脊髓束、皮质核束（皮质延髓束）。临床表现为下运动神经元损害所引起的肌萎缩、肢体无力和上运动神经元损害的体征，其中以上下运动神经元合并受损者为最常见。患者一般无感觉缺损，俗称"渐冻人"。大多数患者的发病年龄为30～50岁，90%～95%的患者为散发性，5%～10%的患者为家族性，通常呈常染色体显性遗传。年患病率0.13/10万～1.4/10万，男女患病率之比为（1.2～2.5）:1。起病隐袭，进展缓慢。患者常常伴有并发症。

MND在世界各地的发病率无多大差别，但是在关岛和日本纪伊半岛，MND的发病率高。MND的病死率为0.7/10万～1/10万。种族、居住环境和纬度与发病无关。

一、临床表现

根据病变部位和临床症状，MND可分为下运动神经元型（包括进行性脊肌萎缩症和进行性延髓麻痹症）、上运动神经元型（原发性侧索硬化症）和混合型［肌萎缩侧索硬化症（ALS）］3型。关于它们之间的关系尚未完全清楚，部分患者乃系这一单元疾病在不同发展阶段的表现，如早期只表现为肌萎缩以后才出现锥体束症状而呈现为典型的肌萎缩侧索硬化。但也有的患者病程中只有肌萎缩，极少数患者则在病程中只表现为缓慢进展的锥体束损害症状。

（一）肌萎缩侧索硬化症

本病起病隐袭，缓慢进展，临床表现为进行性发展的上下肢肌萎缩、无力、锥体束损害及延髓性麻痹，一般无感觉缺损。大多数患者的发病年龄为30～50岁，男性较女性发病率高2～3倍。多从一侧肢体开始，继而发展为双侧。首发症状为手指活动不灵，精细操作不准确，握力减退，继而手部肌肉萎缩，表现为"爪形手"，然后向前臂、上臂和肩胛带肌发展，肌萎缩加重，肢体无力，直至瘫痪。肌萎缩区肌肉有跳动感，同时患肢的腱反射亢进，并出现病理反射。上肢受累后不久或同时出现下肢症状，两下肢多同时发病，肌萎缩一般不明显，但腱反射亢进与病理反射较显著，即下肢主要表现为上运动神经元受累的特征。感觉系统客观检查无异常，患者主观有麻木、发凉感。随着病程的延长，无力症状扩展到躯干及颈部，最后累及面部及延髓支配肌肉，有延髓麻痹的临床表现。至疾病晚期，双侧胸锁乳突肌萎缩，患者无力转颈和抬头，多数病例还出现皮质延髓束、皮质脑桥束受累的脑干上运动神经元损害症状，如下颌反射、吸吮反射等亢进。患者早期一般无膀胱括约肌功能障碍，后期可出现排尿功能异常。呼吸肌受累，导致呼吸困难、胸闷、咳嗽无力，患者多死于肺部感染。

少数不典型病例的首发症状，可从下肢远端开始，之后累及上肢和躯干肌。关岛的部分人群及日本纪伊半岛当地人群的肌萎缩侧索硬化常合并帕金森病和痴呆，称之为帕金森痴呆和肌萎缩侧索硬化复合征。

（二）进行性脊肌萎缩症

运动神经元变性仅限于脊髓前角细胞，而不累及上运动神经元，表现为下运动神经元损害的症状和体征。患者发病年龄为20～50岁，男性较多，隐袭起病，缓慢进展，50岁以后发病极少见。临床主要表现为上肢远端的肌肉萎缩和无力，严重者出现爪形手。然后发展至前臂、上臂和肩部肌群的肌萎缩。肌萎缩区可见肌束震颤。肌张力低、腱反射减弱或消失，感觉正常，锥体束阴性。首发于下肢者少见，本病预后较肌萎缩侧索硬化症好。

（三）原发性侧索硬化症

本病仅限于上运动神经元变性而不累及下运动神经元。本病女性少见，男性居多。临床表现为锥体束受损。病变多侵犯下胸段，主要表现为缓慢进行性痉挛性截瘫或四肢瘫，双下肢或四肢无力，肌张力高，呈剪刀步态，腱反射亢进，病理征阳性，无感觉障碍。上肢症状出现晚，一般不波及颈髓和骶髓，故无膀胱直肠功能障碍。

（四）进行性延髓麻痹症

本病多发病于老年前期，仅表现为延髓支配的下运动神经元受累，大多数患者迟早会发展为肌萎缩侧索硬化症。临床特征表现为构音不良、声音嘶哑、鼻音、饮水呛咳、吞咽困难及流涎等。检查时可见软腭活动和咽喉肌无力，咽反射消失，舌肌明显萎缩，舌肌束颤似蚯蚓蠕动。下部面肌受累可表现为表情淡漠、呆板。如果双侧皮质延髓束受累，可出现假性延髓性麻痹症状群。本病发展迅速，通常1～2年因呼吸肌麻痹或继发肺部感染而死亡。

二、诊断与鉴别诊断

根据发病缓慢隐袭，逐渐进展加重，具有双侧基本对称的上或下、或上下运动神经元混合损害症状，而无客观感觉障碍等临床特征，肌电图呈神经源性损害表现，肌肉活检为失神经性肌萎缩的典型病理改变，并排除了有关疾病后，一般诊断并不困难。

本病脑脊液的压力、成分和动力学检查均正常，少数患者蛋白量可有轻度增高。虽有肌萎缩但血清酶学检查（磷酸肌酸激酶、乳酸脱氢酶等）多为正常。部分MND患者脑脊液（CSF）中及血中谷氨酸盐水平升高，这可能是谷氨酸盐转运异常所致。这一发现有助于临床对抗谷氨酸盐治疗效果的评价。脑脊液中神经递质相关因子如乙酰胆碱合成酶降低，细胞色素C降低，谷氨酸转氨酶降低，而胶质细胞原纤维酸性蛋白（GFAP）片段升高。这些生化改变往往先于临床症状出现。

患肌的肌电图（EMG）可见纤颤、正尖和束颤等自发电位，运动单位电位的时限宽、波幅高，可见巨大电位，重收缩时运动单位电位的募集明显减少。肌电图检查时应多选择几块肌肉，包括肌萎缩不明显的肌肉进行检测，胸锁乳突肌、胸段脊肌和舌肌EMG对诊断非常重要。腹直肌EMG检查本病胸段脊髓的临床下运动神经元损害，可提高临床早期诊断率。建立三叉神经–颈反射（TCR）检测方法并用于检测ALS最早累及的上颈段及延髓区脑干的临床下运动神经元损害，可提高亚临床的检出率。应用运动单位计数的方法和技术对ALS病情变化进行动态评估和研究，可客观监测疾病发展的自然过程，定量评估病情进展与治疗的效果。应用单纤维EMG技术对早期ALS与颈椎病进行鉴别。

脊髓磁共振检查可显示脊髓萎缩。应用弥散张量成像（DTI）技术能早期发现ALS上运动神经元损害。

（一）主要诊断依据

（1）中年后发病，进行性加重。

（2）表现为上下运动神经元损害的症状和体征。

（3）无感觉障碍。

（4）脑脊液检查无异常。

（5）肌电图呈神经源性损害表现。神经传导速度往往正常。

（6）肌肉活检为失神经性肌萎缩的典型病理改变。

（7）已排除颈椎病、颈髓肿瘤、脊髓空洞症、脑干肿瘤等。

（二）诊断标准

1998年，罗兰德（Rowland）提出以下诊断标准。

1. ALS必须具备的条件

（1）20岁以后起病。

（2）进展性，无明显的缓解期和平台期。

（3）所有患者均有肌萎缩和肌无力，多数有束颤。

（4）肌电图示广泛失神经。

2. 支持脊髓性肌萎缩（SMA）的条件

（1）上述的下运动神经元体征。

（2）腱反射消失。

（3）无霍夫曼征（Hoffmann征）和巴宾斯基征（Babinski征）。

（4）神经传导速度正常。

3. 支持ALS的条件

（1）具备支持脊髓性肌萎缩诊断的下运动神经元体征。

（2）必须有Hoffmann征或Babinski征阳性或有膝、踝阵挛。

（3）可有假性延髓性麻痹和情感不稳定，或强哭强笑。

（4）多为消瘦体型。

4. 有可疑上运动神经元体征的ALS（ALS-PUMNS）

（1）上述下运动神经元受累体征。

（2）肢体有肌无力和肌萎缩但腱反射保留，有肌肉抽动。

（3）无Hoffmann征或Babinski征或膝、踝阵挛。

5. 原发性侧索硬化的诊断标准

（1）必要条件：①成年起病；②无脑卒中史或支持多发性硬化的缓解复发病史；③家族中无类似病史；④痉挛性截瘫；⑤下肢腱反射亢进；⑥Babinski征阳性或有膝、踝阵挛；⑦无局限性肌无力、肌萎缩及肢体或舌肌束颤；⑧无持续性的感觉异常或肯定的感觉缺失；⑨无痴呆；⑩肌电图无失神经的证据。

（2）符合和支持诊断的条件：①假性延髓性麻痹（吞咽困难、构音障碍）；②上肢的上运动神经元体征（手活动不灵活、轮替动作缓慢笨拙、双臂腱反射活跃、Hoffmann征阳性）；③痉挛性膀胱症状；④MRI示运动皮质萎缩及皮质脊髓束高信号；⑤磁共振波谱（MRS）有N-乙酰天门冬氨酸缺失的证据；⑥运动皮质磁刺激示中枢运动传导损害。

（3）诊断原发性侧索硬化还应注意排除下列疾病：①MRI排除多发性硬化、后脑畸形、枕骨大孔区压迫性损害、颈椎病性脊髓病、脊髓空洞和多发性脑梗死；②血液检查排除维生素B_{12}缺乏、HTLV-1感染、肾上腺脑白质营养不良、Lyme病、梅毒、副蛋白血症；③脑脊液检查排除多发性硬化、HTLV-1感染和神经梅毒。原发性侧索硬化的临床为排除性诊断，确诊要靠尸体解剖。

（三）鉴别诊断

1. 颈椎病

颈椎病为中老年人普遍存在的脊椎退行性病变，当引起上肢肌萎缩，伴下肢痉挛性肌力弱且无感觉障碍时，与运动神经元病表现相似，有时鉴别甚为困难。但颈椎病病程十分缓慢，再根据颈椎X线片或颈椎CT扫描或脊髓MRI上的阳性发现，并与临床症状仔细对比分析，可做出正确判断。

2. 颅颈区畸形

颅底凹陷症等颅颈区畸形，可引起后4对脑神经损害，上肢肌萎缩，下肢痉挛性瘫痪，但多早年起病，病程缓慢，常有颈项短、小脑损害症状及感觉障碍，X线片有相应阳性发现，可作鉴别。

3. 脊髓和枕骨大孔附近肿瘤

脊髓肿瘤可引起一侧或两侧上肢肌萎缩伴痉挛性截瘫，后者还有后4对脑神经损害症状，但肿瘤有神经根性刺激症状和感觉障碍，膀胱排尿功能障碍常见，双侧症状往往不对称，脑脊液蛋白增高，可有椎管梗阻表现，脊髓造影和磁共振检查可提供较确切诊断依据。

4. 脊髓蛛网膜炎

脊髓蛛网膜炎也可引起上肢肌萎缩和下肢痉挛性瘫痪，但多呈亚急性起病，病情常有反复，双侧症状不对称，感觉障碍弥散而零乱，脑脊液常有异常。

5. 继发于其他疾病的肌萎缩侧索硬化症状群

某些代谢障碍（低血糖等）、中毒（汞中毒等），以及恶性肿瘤有时也可引起类似肌萎缩侧索硬化症的临床表现，此时须注意查找原发疾病。

三、治疗

（一）处理原则

MND作为一种神经系统慢性致死性变性疾病，目前尚无治愈的方法。在考虑MND治疗的具体方案时，可参考1999年美国神经病学会发布的运动神经元病处理原则。

（1）要高度重视患者自身的决定和自主性，要充分考患者及其家属的社会文化心理背景。

（2）给予患者及其家属充分的信息和时间，以便他们做出对各种处理方案的选择，而且这些选择会随病情变化而改变。

（3）医务人员应给予患者连续和完整的医疗和护理。

（二）主要治疗方法

当前的主要治疗包括病因治疗、对症治疗和多种非药物的支持治疗。现阶段治疗研究的发展方向包括神经保护药、抗兴奋毒性药物、神经营养因子、抗氧化和自由基清除剂、干细胞和基因治疗等方面。

（1）口服维生素E和维生素B。

（2）腺苷三磷酸（ATP）100 mg，肌内注射，每日1次；辅酶A 100 U，肌内注射，每日1次；胞磷胆碱250 mg，肌内注射，每日1次，可间歇应用。

（3）针对肌肉痉挛可用地西泮2.5～5.0 mg，口服，每日2～3次；巴氯芬50～100 mg/d，分次服。

（4）利鲁唑（力如太）能延长MND患者的存活期，但不能推迟发病时间。它通过3种机制发挥抑制作用，即抑制兴奋性氨基酸的释放、抑制兴奋性氨基酸受体受刺激后的反应及维持电压门控钠离子通道的非活动状态。用药方法为50 mg，每日2次，口服，疗程为1～1.5年。该药耐受性好，常见不良反应有恶心、乏力和谷丙转氨酶升高。

（5）患肢按摩，被动活动。

（6）吞咽困难者，以鼻饲维持营养和水分的摄入。

（7）呼吸肌麻痹者，以呼吸机辅助呼吸。

（8）防治肺部感染。

（9）干细胞移植：干细胞作为一种具有较强自我更新能力和多向分化潜能的细胞，近年来在神经系统疾病治疗方面引起了医学界的普遍关注。研究发现，把神经干细胞直接移植到成年鼠脊髓损伤部位，可明显减轻脊髓损伤所导致的神经功能缺损。但治疗MND是否有效，仍处于试验阶段。

（10）神经营养因子：常用的神经生长因子有碱性成纤维细胞生长因子（bFGF）。bFGF是一种广谱的神经元保护剂，动物实验表明它可以延缓MND

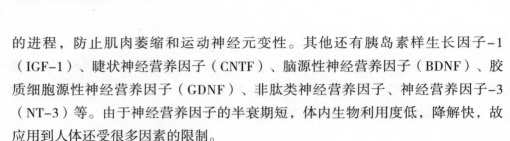

的进程，防止肌肉萎缩和运动神经元变性。其他还有胰岛素样生长因子-1（IGF-1）、睫状神经营养因子（CNTF）、脑源性神经营养因子（BDNF）、胶质细胞源性神经营养因子（GDNF）、非肽类神经营养因子、神经营养因子-3（NT-3）等。由于神经营养因子的半衰期短，体内生物利用度低，降解快，故应用到人体还受很多因素的限制。

（11）基因工程治疗：菲尼埃尔（Finiel）等研究发现，特异高产的生长因子基因可以通过肌内注射重组腺病毒转染而到达运动神经元，然后经轴突逆向传输至神经元胞体，并通过注射肌肉的选择来决定基因转至脊髓的特定部位。此方法在动物实验中已取得成功。

（12）超氧化物歧化酶（SOD）：铜/锌超氧化物歧化酶通过清除自由基，而达到延缓MND的进程，防止肌肉萎缩和运动神经元变性的作用。

（13）神经型一氧化氮合酶抑制药：MND患者中枢神经系统（CNS）中一氧化氮含量增高，SOD活性下降，因此神经型一氧化氮合酶抑制药能推迟发病时间及延缓脊髓运动神经元变性。

（14）免疫治疗：静脉注射免疫球蛋白（IVIg）治疗抗GM1抗体阳性的运动神经元综合征。IVIg含有抗GM1独特型抗体，能阻止抗GM1与相应抗原的结合，从而达到治疗目的。但也有报道认为其作用机制与此无关。

（15）免疫抑制药治疗：MND存在免疫功能异常，有自身抗体存在，属于一种自身免疫性疾病，故免疫抑制药治疗理论上有效，实践中效果并不令人满意。IL-6及可溶性IL-6受体复合物，可激发信号传导成分gP130形成同源二聚体，具有神经保护作用。

（16）其他治疗：钙离子通道拮抗药、中医中药、莨菪类药物（主要作用机制是改善患者的脊髓微循环，国内有报道此疗法效果尚可，但重复性并不理想）、变构蛇神经毒素、促甲状腺激素释放激素JT-2942等均可治疗MND。

第六节　难治性癫痫

癫痫（EP）是最常见的神经系统疾病之一，患病率高达5％，我国约有600万的癫痫患者。癫痫有不同的发作形式及病因，其治疗效果及转归预后亦相差较大，70％～80％的癫痫患者经过正规诊断、正确分型及选用合适的抗癫痫药物（AEDs）可以得到有效的控制，但仍有20％～30％的患者对正规的AEDs治疗无反应，被认为是难治性癫痫（IE）。

一、难治性癫痫的定义

难治性癫痫迄今尚无公认的确切定义，美国国立卫生研究院（NIH）笼统地将其概括为"难治性癫痫是指神经专科医生或一线临床实践使用了现有的一切诊疗技术仍未能有效控制的癫痫"。由于对其实施的治疗方法、有效控制的标准等没有明确界定，所以并不适用于临床与科研工作。实际工作中常使用的定义为：临床诊断、分型及选药正确，应用了2～3种一线抗癫痫药正规治疗2年以上，剂量合适，血药浓度在有效范围，无不可耐受的不良反应，仍有癫痫频繁发作达每月4次以上者。但要注意癫痫是包含一组内容复杂的临床综合征，各种类型癫痫之间的差异较大，仅此定义仍不能完全概括难治性癫痫的所有情况。例如：全身强直阵挛性癫痫发作1～2次/周属较频繁，对患者的生活影响较大；而失神性癫痫发作每天10余次，对患者并无大碍。此外，部分难治性癫痫随时间的推移最终仍能得到有效控制。因此，临床上应该更灵活、动态地确定一个患者是否为难治性癫痫。目前较为普遍接受的难治性癫痫的定义为：用目前的抗癫痫药物，在有效治疗期，合理用药不能终止其发作或已被临床证实是难治性癫痫及癫痫综合征。该定义是综合了难治性癫痫定义的发展史，根据临床实际情况提出的更为全面合理的概念，突出治疗无效是难治性癫痫的重要特征。

二、临床表现与辅助检查

（一）临床表现

难治性癫痫具有普通癫痫几乎全部的临床表现，治疗无效是其最重要的特征。与普通癫痫相比，难治性癫痫还具有一些特定的症状和体征。例如，与年龄具有相关性，症状性癫痫在难治性癫痫中的比例高，患者往往伴有精神、智力和心理障碍等不同临床表现。

1. 具有某些特殊症状和体征

由于难治性癫痫中相当一部分是癫痫综合征，癫痫综合征有自己独特的病因和特殊的发病机制，因此决定了它有不同的临床症状和体征。婴儿早期癫痫性脑病多发生于出生后3个月，6个月以后少见，癫痫发作主要为强直阵挛性发作，脑电图上可见特征性阵发性暴发抑制；婴儿痉挛症可根据伸性或屈性痉挛，精神、智力发育迟缓，高幅失率脑电图确诊；Sturge-weber综合征的面部血管瘤特征改变，结节性硬化的面部皮脂腺瘤、癫痫、智力减退等三个主要症状等均有助于诊断。

2. 年龄相关性

难治性癫痫的年龄分布有其特点，在幼年和中年以上发生率较高。在幼年时，由于各种先天因素或后天因素，中枢神经系统发育最易受到影响，癫痫的发生率高，其中难治性癫痫占有相当大的比例。在中年以后，尤其是60岁以后，患者对抗癫痫药物敏感性差，以及容易产生耐药，癫痫多为难治性。

3. 症状性难治性癫痫比例高

难治性癫痫的组成比例中以症状性难治性癫痫为多，大脑皮质发育不良、脑外伤、颞叶海马硬化都是引起症状性难治性癫痫的常见原因。

4. 精神、智力障碍

在难治性癫痫患者后期，精神障碍是其突出的临床表现，这与癫痫发作长时间得不到控制，中枢相关结构功能受损，以及长期服用抗癫痫药物有关，临床表现为谵妄、偏执、幻觉等。智力障碍在难治性癫痫患者中亦不少见，癫痫反复发作可导致智力水平下降，特别是反复发作的癫痫持续状态对智力的影响更为明显。此外，相当一部分难治性癫痫患者本身就有脑部结构损伤，甚至发育不全，都会造成智力障碍。

（二）辅助检查

1. 脑电图检查

脑电图是难治性癫痫最有效的辅助检查工具，结合多种刺激方法，如过度换气、闪光刺激、药物、睡眠等，以及特殊电极和24小时脑电图或视频脑电图的应用。至少可在80％的患者中发现异常放电。异常过度放电在脑电图上表现为棘波、尖波或其他发作性节律波，有助于癫痫灶的定位及原发性癫痫和继发性癫痫的鉴别，对癫痫的分型、抗癫痫药物的选择、药物剂量调整、停药指征、外科治疗和预后判断均有较大作用。

2. MRI及MRS检查

MRI是一项无创性影像学诊断技术，能多方位多层面显示人体解剖学结构，可帮助确定难治性癫痫的原因。磁共振波谱（MRS）可以反映机体的代谢信息，主要用于大脑中致痫灶的检测。颞叶内侧癫痫患者，MRS显示异常病灶的波谱比周围正常组织的波谱更为明显，可弥补脑电图在病灶定位上的缺陷。

三、诊断及鉴别诊断

难治性癫痫的临床表现复杂多样，病因亦不尽相同，诊断时要尽量详细分析各方面的资料，综合判定，以便确定最为有效的治疗方案。诊断依据一般可参照：临床诊断、分型及选药正确，应用了2～3种一线抗癫痫药正规治疗2年以上，剂量合适，血药浓度在有效范围，无不可耐受的不良反应，但仍有癫痫频繁发作达每月4次以上者。注意要根据不同发作类型而区别考虑。在难治性癫痫的诊断中要遵循以下思路：认真排除医源性癫痫，患者是癫痫发作还是假性发作，或者两者合并存在；正确判断癫痫发作类型，是否可以找到明确的病因；对过去的治疗进行系统的回顾，如药物的选择、剂量、不良反应及血药浓度；对患者的智力、认知水平及心理状态进行评价。

鉴别诊断主要与非癫痫性发作相鉴别。从理论上讲任何一种反复发作的短暂的神经、精神症状（行为）均有可能是癫痫发作，但实际情况并非如此。有些行为由于有其特征性，有些则与某些疾病相关，此时与癫痫不难区别。较为复杂的是患者出现某些短暂反复的非癫痫性发作而被误诊为癫痫发作，特别在婴儿和儿童最为多见。对待这些非癫痫性发作，对患者的年龄、发作的详细表现、发作的时间（睡眠中或觉醒时）、有无基础疾病、诱因等的了解均十分重要，有助于做出鉴别诊断。像婴幼儿期出现点头、阵挛、颤抖、擦腿综合征、痉挛性斜颈、屏息发作等，以及一些系统性疾病的发作性症状，如低血糖状态、脑血管病的TIA、心脏病的一些症状，颅后窝畸形和占位病变时的阵发性斜颈或肌张力障碍等，都要求医生有较全面的知识才不至于误诊，另要注意额叶起源的部分性癫痫常被误诊为假性发作。

四、治疗

（一）治疗原则

目前常用于难治性癫痫的治疗措施包括药物治疗、饮食治疗、迷走神经刺激治疗、手术治疗、中医中药治疗等。

（二）治疗方案

1. 药物治疗

在对所谓的"难治性癫痫"患者进行药物治疗前，应明确以下问题：癫痫的诊断是否正确？是哪种类型的癫痫？是什么部位及病因导致的癫痫？在此基础上，应制订一个长期的治疗计划。首先要明确过去曾经用过什么药，剂量多少，用药的长短，效果如何，是否进行过血药浓度的监测，血药浓度是否达到有效血药浓度，从而判断哪些药物可能有效，哪些药物可能无效。对于难治性癫痫的治疗，一般应从以下几方面考虑用药。

（1）用大剂量抗癫痫药物，以提高脑内药物浓度。研究表明难治性癫痫的形成可能与多药耐药性基因有关，导致神经元对抗癫痫药物产生耐受性，脑内抗癫痫药物浓度相对下降。因此，适当加大抗癫痫药物的剂量，可以不同程度地提高脑组织内的药物浓度，从而达到控制癫痫发作的效果。应用大剂量丙戊酸钠（血药浓度超过100 mg/L）治疗难治性癫痫，其中32.6 %的患者病情得到控制。

（2）联合用药。在一线抗癫痫药物，如卡马西平、丙戊酸钠、苯妥英钠、巴比妥类药物、苯二氮卓类药物及乙琥胺治疗无效时，临床上常采用多药联合治疗，尤其是对有多种发作类型的癫痫患者，联合用药有时可能取得较满意的疗效。联合用药时应了解各种抗癫痫药物间的相互作用，在原方案中添加药物或从联合用药方案中撤除某一种药物都可以引起复杂的血药浓度变化。在治疗过程中，应注意及时监测血药浓度。如果不了解联合用药后血药浓度的变化及药物间的相互作用，不及时调整药物的剂量，不但不会增加疗效，反而会增加药物的不良反应。

　　一般尽量选择少或没有药物间相互作用的药物。抗癫痫药物的相互作用主要发生在3个环节。①吸收或排泄的干扰：苯妥英钠和食物同时服用时血药浓度明显减少，因此服药和进餐至少应相隔2小时。②药物在血浆蛋白结合部位的竞争：丙戊酸钠、苯妥英钠的蛋白结合率高，可使其他药物从蛋白结合部位替换出来，使这些药物在血中游离浓度增加，导致药理作用或不良反应增加。③药物间的代谢抑制和代谢诱导：如乙琥胺能抑制苯妥英钠代谢。苯妥英钠、苯巴比妥、扑米酮等为肝酶诱导剂，可促进与其合用药物的代谢，降低合用药物的血药浓度。但这些抗癫痫药物无自身诱导作用，对自身的血药浓度无明显影响。而卡马西平也是肝酶诱导剂，同时具有自身诱导作用，长期使用不仅可导致与其合用药物血浓度的下降，还可使其本身的血药浓度降低。丙戊酸钠为肝酶抑制剂，与其他抗癫痫药物合用时可升高合用药物的血药浓度。

　　以药理学为依据，尽量合用不同作用机制的药物。抗癫痫药物可通过结合、灭活不同的离子通道而发挥抗癫痫作用。如苯妥英钠、卡马西平、丙戊酸钠、扑米酮、拉莫三嗪可结合、灭活钠离子通道；安定类药物和苯巴比妥能改变对 γ-氨基丁酸（GABA）敏感的氯离子通道；乙琥胺和丙戊酸钠改变丘脑神经元T形钙通道。如果选择作用机制相同的药物，有时不但不会增加其疗效，可能还会导致不良反应的增加。因此尽可能合用不同机制的抗癫痫药物。目前认为抗癫痫药的有效联合为：①卡马西平（苯妥英钠）+丙戊酸钠；②卡马西平（苯妥英钠、丙戊酸钠）+苯巴比妥；③卡马西平（苯妥英钠、丙戊酸钠）+非氨脂（或加巴喷丁、拉莫三嗪、氨己烯酸和托吡酯）。

　　（3）新型抗癫痫药物的应用：目前国内外临床应用的抗癫痫新药主要用于难治性癫痫，新型抗癫痫药物主要通过以下3个途径发挥抗癫痫效应。①增强 γ-氨基丁酸及其受体的功能，加强中枢抑制功能；②降低中枢兴奋性氨基酸及其受体的功能，降低神经细胞的兴奋性；③作用于离子通道。新型抗癫痫药物主要有加巴喷丁、拉莫三嗪、氨己烯酸、非氨酯、奥卡西平、托吡酯等。

现将主要药物介绍如下。

托吡酯（TMP）：商品名为妥泰，1996年开始在美国临床应用，化学结构为氨基磺酸取代的单糖，口服吸收快，生物利用度为80%，达峰浓度时间为2小时，半衰期为15小时。托吡酯的作用机制包括：阻断电压依赖型钠离子通道；增强GABA介导的抑制作用；通过对谷氨酸受体的红藻氨酸/AMPA亚型的拮抗作用，抑制谷氨酸介导的神经兴奋作用等，并能轻度抑制碳酸酐酶。临床研究表明托吡酯为广谱抗癫痫新药，对常规抗癫痫药物或其他抗癫痫新药无效的患者，2/3患者的癫痫发作可得到控制。

儿童使用托吡酯治疗时，剂量应逐步加量，从0.5～1 mg/（kg·d）开始，每周或两周增加0.5～1 mg/（kg·d）直至4～8 mg/（kg·d）。对难治性癫痫及Lennox-Gastaut综合征，5岁以下儿童的剂量为15 mg/（kg·d），5岁以上儿童的剂量为10 mg/（kg·d）；婴儿痉挛症从25 mg/d开始，逐渐加量，最大可用到24 mg/（kg·d）。托吡酯无严重的不良反应，最常见不良反应是疲劳、注意力不集中、词语困难、情绪不稳、厌食、体重减低，也可有出汗减少、低热和肾结石。前两者以婴幼儿多见。苯妥英钠、卡马西平可降低托吡酯的血药浓度。

拉莫三嗪（LTG）：商品名为利比通，美国于1995年上市。口服吸收完全，2.5小时达峰浓度，生物利用度100%。蛋白结合率为55%，大部分由肝脏代谢，半衰期为24～29小时。拉莫三嗪可作用于谷氨酸相关的神经递质，通过阻断电压依赖性钠通道而产生抗癫痫作用，类似于苯妥英钠及丙戊酸钠，对反复发作有阻滞作用。拉莫三嗪为广谱抗癫痫药，对所有发作类型均有效，尤其对失神、非典型失神及失张力发作效果好。儿童单药治疗初始剂量为2 mg/（kg·d），2周后加至5 mg/（kg·d），维持剂量为5～15 mg/（kg·d）。如与丙戊酸钠合用，初始剂量为0.2 mg/（kg·d），每2周增加0.5 mg/（kg·d），维持剂量为1～5 mg/（kg·d）。不良反应有疲倦、皮疹、呕吐和发作频率增加，还有复视、共济失调、头痛，皮疹发生率为较高，达10%，常发生在用药后4周，与丙戊酸钠合用时发生率增加。LTG不影响其他抗癫痫药的代谢，卡马西平、苯妥英钠、苯巴比妥可使其半衰期缩短为15小时，而丙戊酸钠可延长其半衰期至59小时，LTG与丙戊酸钠合用有联合作用。

加巴喷丁（GBP）：1994年用于临床，作用机制不清楚，实验显示通过与神经细胞膜上的一种与氨基酸转运有关的肽相结合，影响细胞膜氨基酸的转运和细胞内代谢而起作用。其生物利用度为60％，达峰时间为2～4小时，不与血浆蛋白结合。主要用于12岁以上儿童及成人的局限型癫痫。儿童最适剂量尚未很好建立，推荐剂量为15～30 mg/（kg·d）。加巴喷丁的不良反应很小，与剂量有关，主要有嗜睡、头昏、共济失调、疲乏等。

氨己烯酸（VGB）：商品名为喜保宁，1995年用于临床。口服吸收快，达峰时间2小时，半衰期6～8小时。作用机制是通过抑制GABA氨基转移酶，增加脑内GABA的浓度而加强抑制作用。早期主要用于成人难治性癫痫，儿童抗痫谱要宽些，对儿童部分性发作、全身性发作，特别是婴儿痉挛症、Lennox-Gastaut综合征都有效。推荐剂量为50～80 mg/（kg·d），婴儿为50～150 mg/（kg·d），治疗婴儿痉挛症的剂量为100～200 mg/（kg·d）。不良反应少，有疲倦、多动、皮疹，个别病例有严重皮疹和血管神经性水肿。VGB对丙戊酸钠、卡马西平的血药浓度没有影响，但可降低苯妥英钠血浓度20％～30％。丙戊酸钠可使其半衰期延长。

非氨酯（FBM）：1993年用于临床。口服吸收快，1～4小时达峰浓度，半衰期15～20小时，儿童较成人短。作用机制尚不清楚，可能作用于GABA受体，增强GABA作用，降低神经元的兴奋性。对各种类型癫痫都有效，适用于难治性癫痫患者。儿童初始剂量为15 mg/（kg·d），维持量为15～45 mg/（kg·d），应定期监测血药浓度。不良反应有再生障碍性贫血、暴发性肝衰竭。由于该药有此严重的不良反应，故儿童应慎用。FBM与卡马西平合用时，可增加卡马西平的毒性反应，卡马西平剂量要减量30％。

奥卡西平（OCBZ）：与卡马西平的抗癫痫机制相似。推荐剂量儿童30～50 mg/（kg·d），个体差异较大。不良反应有皮肤过敏、头晕、复视等。

（4）非抗癫痫药的辅助治疗。①钙离子拮抗剂：有研究显示，在癫痫发作时，细胞外钙离子立即降低，细胞内钙离子增加，同时神经递质释放也增加，从而提示癫痫发作中，钙离子起着相当重要的作用。目前使用的钙离子拮抗剂主要是可以通过血脑屏障的尼莫地平和氟桂利嗪，通过阻断L、T型钙离子通道，阻滞钙离子内流发挥抗癫痫作用。②促肾上腺皮质激素（ACTH）及糖皮质激素：作用机制不清楚。外源性ACTH可能通过抑制下丘脑促肾上腺皮质激素释放激素分泌而发挥作用。新近研究认为，ACTH作为抑制性神经递质，可直接作用于GABA受体和苯二氮䓬类受体，或作为一种神经调质，调节神经类固醇和腺嘌呤生成，对GABA间接发挥作用，从而起到抗癫痫作用。ACTH与泼尼松的作用相当，ACTH的推荐剂量为20 IU/d，肌内或静脉滴注，2周后评价疗效。如果完全控制，则换泼尼松2 mg/（kg·d），连续2周。如果ACTH无反应，可加量至30 IU～40 IU/d，再用4周。如果仍不能控制，则换泼尼松4周，总疗程3～4个月。激素治疗对70%的婴儿痉挛症有效，但有1/3的患儿复发，再次治疗75%有效。③丙种球蛋白：难治性癫痫患儿血清中免疫球蛋白低于正常，并伴有IgG亚类缺陷，提示难治性癫痫可能与患者体内自身免疫功能异常有关。丙种球蛋白含有IgG，同时具备免疫增强及免疫抑制两方面的作用。丙种球蛋白的作用机制尚不清楚，推测与增强抗癫痫药物在体内的转运和利用有关。Lennox-Gastaut综合征应用大剂量的免疫球蛋白有一定效果。但也有学者认为丙种球蛋白治疗难治性癫痫没有肯定的疗效。

2. 饮食治疗

古书早有记载食物疗法可以治疗癫痫。人们发现饥饿的时候身体内会产生酮体，它可控制癫痫发作。生酮食疗法诞生于20世纪20年代初期，后来因为抗癫痫药物的出现而被人们放弃，70年代又重新用于临床，尤其是治疗难治性癫痫。

（1）作用机制：生酮食疗法的作用机制并不十分清楚，曾有不少学者提出许多假说，但都不能圆满地解释它抗癫痫的机制，目前尚处于探索阶段。研究提示可能主要通过以下方式，降低神经元的兴奋性，导致癫痫发作的减少和停止。①改变大脑的能量代谢，从而改变了脑的兴奋性。对采用生酮食疗法的动物模型的研究发现，脑的各个功能区在发育的不同阶段都有局部糖代谢和β-羟丁酸（β-OHB）水平的增加，糖原合成及己糖的转变都有改进，从而增加脑内能量储存，提示糖代谢及酮体的形成是脑部获得新功能所必需的。癫痫发作时，脑内葡萄糖过多消耗而摄入减少，脑内能量不足。此时，血脑屏障的通透性提高，酮体能迅速通过血-脑屏障补充脑内能量的不足，影响大脑的兴奋性。在癫痫动物模型和患者中均发现生酮食治疗后脑内能量明显增加。因此，脑能量的贮存增高可能是酮病状态下脑组织具有抗痫性的最主要因素，而β-OHB和乙酰乙酸是酮食具有抗痫性发挥作用的关键性酮体。②引起神经元和神经胶质特征性的改变，减少神经元的兴奋性，减少痫性发作。③引起神经递质功能和突触后传递的改变，使体内兴奋和抑制系统的平衡被破坏，从而破坏了神经元高度的同步化放电，使癫痫发作的频率减少。④引起了充当神经调质、能调节神经元兴奋性的循环因子的变化，抑制神经元的兴奋性和同步放电。⑤引起脑部外环境，如水、电解质和pH等改变，通过这些物质的神经调节器功能，从而调节中枢神经系统的兴奋性。

（2）适应证：对全身强直阵挛性发作、肌阵挛性发作、全身强直+失张力发作、复杂部分性发作、全身强直+肌阵挛+失张力发作等多种难治性癫痫有效，对一些难治性癫痫综合征也有效，如Lennox-Gastaut综合征。

（3）方法：生酮食疗法主要适用于1~15岁的儿童，尤其是对2~5岁的儿童效果明显。1岁以下的婴儿低血糖发生率增高，同时难以坚持。生酮饮食就是食谱中含有较多的脂肪、较少的碳水化合物或基本不含碳水化合物。若按重量计算，蛋白质和碳水化合物之和占20%，脂肪占80%。若按热卡计算，脂肪占90%（中链甘油三酯占50%~70%，其他脂肪占11%），碳水化合物和蛋白质占10%。总热量是同龄儿童的75%，一般为60~80 cal/kg。由于儿童正处于生长发育的阶段，应该保证蛋白质1 g/kg，液体量保证在60~65 mL/（kg·d）。

（4）不良反应：进行生酮食疗法的开始阶段，患者可出现饥饿和口渴，并可出现抗癫痫药物中毒反应。生酮食疗法的主要不良反应有以下几种。①结石：结石的发生率约为5%，一旦发生，儿童多有血尿。②低蛋白血症：由于酮食中蛋白质含量较低，尤其是儿童处于生长发育的阶段，蛋白质需求量大，故儿童更应注意低蛋白血症。③高脂血症：高脂酮食可能引起血脂的升高，甘油三酯和高密度脂蛋白的比例也升高。④其他：高尿酸血症、酸中毒、维生素D缺乏等。

3. 迷走神经刺激治疗

迷走神经刺激作为难治性癫痫的一种新疗法已经越来越多地应用于临床。有研究显示，用迷走神经刺激治疗可使约35%的难治性癫痫发作频率减少50%以上。在美国和欧洲，迷走神经刺激已被批准用于治疗年龄超过12岁的青少年和成年难治性癫痫患者。

迷走神经刺激治疗难治性癫痫的机制至今尚未完全明确，推测可能通过直接与孤束核及其他相关结构的联系，使癫痫发作阈值提高而产生抗癫痫效应；或通过增加抑制性神经递质的释放和减少兴奋性神经递质的量而发挥抗癫痫作用。此外，神经-内分泌-免疫调节网络在迷走神经刺激治疗中，也可能发挥作用。例如，迷走神经刺激使胰岛素分泌增加，后者通过血脑屏障并对中枢神经系统产生不同作用。迷走神经刺激治疗的常见不良反应是声音嘶哑、咽痛，少数可出现咳嗽、呼吸困难。

4. 手术治疗

部分难治性癫痫经正规内科治疗确定无效而有明确病灶者，可能适用手术治疗，切除痫灶或痫灶源，切断癫痫放电的传播通路等，包括大脑半球切除术，局部、脑叶和多个脑叶切除术，颞叶切除术，胼胝体切开术。但对需要手术的患者应进行严格的术前评估，应用所有可能的诊断技术，包括CT、MRI、录像脑电图（V-EEG）、单光子发射计算机体层摄影（SPECT）、正电子发射体层摄影（PET）、脑磁图、深部电极、硬膜下或硬膜外脑电记录等进行综合性检查，以确定致痫灶和选择合适的手术方式。

对于年幼的患者，如婴儿偏瘫癫痫综合征、Sttarge-Weber综合征，此类癫痫的难治性比较明确，若病灶能切除，应考虑早期手术以减轻频繁的发作对发育中的大脑的负面作用，并可利用发育期大脑功能的可塑性。

5. 中医中药治疗

中医学对难治性癫痫多称为癫痫难治证。求治于中医者甚多，癫痫难治证多病程较长，长期的病变过程产生复杂的病理机制，其临床表现较为复杂，病因又常常相互影响或转化，所以各种证类交错互见。或以邪实为主，痰、瘀多种邪实同时并存；或以正虚为主，正虚涉及脾肾等多脏腑功能的减退。脏腑气衰，瘀血、顽痰留滞，是癫痫难治证产生的直接原因。因脏腑气衰，水运不畅，痰浊内停，病程漫长，凝结不化，而为顽痰，阻在脑窍经脉，故豁痰通窍为其重要治法。临床常用熄风以化痰、健脾以化痰、活血以化痰等疗法，药物可选用胆南星、石菖蒲、郁金、礞石、天麻、钩藤、蒺藜、薏苡仁、白豆蔻等。

癫痫难治证治疗过程较长，病难骤去，风难速熄，平肝熄风应坚持不懈。多合用养血柔肝熄风之法，药用当归、赤芍、白芍等；以及熄风化痰通络之法，药用天麻、钩藤等。以上诸药均可作为治疗癫痫难治证常用熄风之药。对于癫痫难治证，无论是何种类型，由于年龄、病灶部位、病因、病程、用药、心理、社会等十分复杂的多种因素均可直接影响疗效。临床以提高疗效为中心，根据患者情况同时采用多种有效的治疗手段，如针灸、导引、熏蒸、药浴、推拿等。

癫痫的治疗，尤其是难治性癫痫的治疗是一个长时间的实践过程，必须有充分的耐心与爱心，需要细致的临床观察，并辅以生活指导、神经心理学及康复治疗，注重提高患者的生活质量，保证患者相对正常的生活、学习与工作，在这一前提下控制发作或尽量减少发作。

第七节　脑性瘫痪

中华医学会儿科学分会神经学组在2004年全国小儿脑性瘫痪专题研讨会上讨论通过的脑性瘫痪定义为：出生前到出生后1个月内各种原因引起的脑损伤或发育缺陷所致的运动障碍及姿势异常。主要是指由围生期各种病因引起的，获得性非进行性脑病导致的先天性运动障碍及姿势异常疾病或综合征。它是在大脑生长发育期受损后所造成的运动瘫痪，是一种严重致残性疾病。

脑性瘫痪的特点是非进行性的两侧肢体对称性瘫痪。利特尔（Litter）首先描述了本病，亦称Litter病。脑性瘫痪的概念由英格拉姆（Ingram）首先使用。本病发病率相当高，不同国家和地区的发生率为0.06％~0.59％，其中日本较高，为0.20％~0.25％。

一、临床分型及表现

脑性瘫痪临床表现复杂多样，多始自婴幼儿期。严重者出生后即有征象，多数病例在数月后家人试图扶起患儿站立时发现。临床主要表现为锥体束征和锥体外束损害征、智能发育障碍和癫痫发作三大症状。

运动障碍是本病的主要症状，因锥体束和锥体外束发育不良而致肢体瘫痪。多数是在出生后数月发现患儿肢体活动异常的。个别严重病例可在出生后不久即出现肌肉强直、角弓反张、授乳困难。患儿一般出现不同程度的瘫痪、肌张力增高、肌腱反射亢进、病理征阳性，均为对称性两侧损害，下肢往往重于上肢。

根据运动障碍的临床表现分为以下几种类型。

（一）痉挛型脑性瘫痪

痉挛型脑性瘫痪以锥体系受损为主。Litter最早提出缺氧-缺血性产伤（脑病）的概念，后称Litter病。这是脑性瘫痪中最为常见和典型的一类，常表现为双下肢痉挛性瘫痪、膝踝反射亢进、病理征阳性。由于肌张力增高比瘫痪更明显，尤其是两腿内收肌、膝关节的伸肌和足部跖屈肌的肌张力增高明显，所以患儿在步行时两髋内收，两膝互相交叉并有马蹄内翻足，使用足尖走路而呈剪刀式步态。患儿这种异常费力的向前迈步状态，一眼望去便可确认是痉挛型脑性瘫痪。可伴有延髓麻痹，表现为吞咽和构音困难、下颌反射亢进、不自主哭笑、核上性眼肌瘫痪、面瘫等；还可伴有语言及智能障碍。根据病情可分为以下几种。

1. 轻度

最初24小时症状明显，表现为易惊、肢体及下颌颤抖、紧张不安、莫罗反射。患儿肌张力正常，腱反射灵敏，前囟柔软，EEG正常，可完全恢复。

2. 中度

表现为嗜睡、迟钝和肌张力低下，运动正常，48～72小时恢复或恶化。若伴抽搐、脑水肿、低钠血症或肝损伤，则提示预后不良。

3. 重度

婴儿出生后即昏迷，呼吸不规则，需机械通气维持；出生后12小时发生惊厥，肌张力低下，莫罗反射无反应，吸吮力弱，光反射和眼球运动存在。中度至重度患儿如及时纠正呼吸功能不全和代谢异常，则仍可望存活。可能遗留锥体系、锥体外系和小脑损伤体征及精神发育迟滞。

（二）不随意运动型脑性瘫痪

不随意运动型脑性瘫痪以锥体外系受损为主，又称手足徐动型脑性瘫痪，多由核黄疸或新生儿窒息引起，主要侵害基底神经节。常见双侧手足徐动症，多在婴儿出生后数月或数年出现，可见舞蹈、肌张力障碍、共济失调性震颤、肌阵挛和半身颤搐等症状。轻症患儿易误诊为多动症。

（三）胆红素脑病

胆红素脑病继发于Rh与ABO血型不相容或肝脏葡萄糖醛酸转移酶缺乏的红细胞增多症，血清胆红素高于250 mg/L时具有中枢神经系统毒性作用，可导致神经症状。酸中毒、缺氧及低体重婴儿易患病。轻症出生后24～36小时出现黄疸和肝脾肿大，4天后黄疸渐退，不产生明显神经症状。重症出生后或数小时出现黄疸并急骤加重，肝脾及心脏肿大，黏膜和皮肤点状出血；3~5天时，婴儿变得倦怠、吸吮无力、呼吸困难、呕吐、昏睡、肌强直和抽搐发作，可伴舞蹈征、手足徐动、肌张力障碍或痉挛性瘫等，多在数日至2周内死亡。存活者遗留精神发育迟滞、耳聋和肌张力低等症状，不能坐立和行走。

（四）共济失调型脑性瘫痪

共济失调型脑性瘫痪以小脑受损为主，是一种少见的脑性瘫痪。小脑发育不良以致患儿出现肌张力减低、躯体平衡失调、坐姿及动作不稳、步态笨拙和经常跌倒，行走时双足横距加宽，辨距不良并伴意向性震颤，语言缓慢、断续或呈爆发式语言和运动发育迟缓。CT和MRI检查可见小脑萎缩。

（五）肌张力低下型脑性瘫痪

肌张力低下型脑性瘫痪往往是其他类型脑性瘫痪的过渡形式，多见于幼儿，主要表现为肌张力减低、关节活动幅度增大、肌腱反射正常或活跃、病理征阳性，多无肌肉萎缩。患者往往不能站立、行走，甚至不能竖颈。随着年龄的增长，肌张力低下型脑性瘫痪可逐渐转为痉挛型脑性瘫痪。

（六）混合型脑性瘫痪

混合型脑性瘫痪的患儿多伴有以下症状。

1. 反射异常

姿势反射、原始反射、体位姿势反射的异常和手足徐动、舞蹈样动作。这类不自主运动可单独出现，也可两者同时伴发，但均为双侧性，并因随意运动和情绪激动而加重症状。

2. 智能障碍

由于大脑皮质发育不良，几乎所有患儿都合并有一定程度的智能障碍和行为缺陷。智能障碍的程度和瘫痪的轻重并不一致。随着智能障碍的出现，还可伴发言语发育迟滞，患儿说话较晚，并有构音障碍。

3．癫痫发作

有的患儿合并有癫痫发作，脑电图异常。此外还可出现斜视、弱视、听力减退、牙齿发育不良及短暂性高热等症状。

（1）根据偏瘫、截瘫和四肢瘫，脑性瘫痪又可分为以下类型。

①先天性婴儿偏瘫：婴儿期及儿童早期出现。

②后天性婴儿偏瘫：3～18个月的正常婴儿常以癫痫发作起病，发作后出现严重偏瘫，伴或不伴失语。

③四肢瘫：较少见，多为双侧脑病变。

④截瘫：多因脑或脊柱病变而造成，如先天性囊肿、肿瘤和脊柱纵裂等。

（2）根据瘫痪部位可分为以下几种情况。

①单瘫：单个肢体受累。

②双瘫：四肢受累，上肢轻、下肢重。

③三肢瘫：3个肢体受累。

④偏瘫：半侧肢体受累。

⑤四肢瘫：四肢受累，上下肢受累程度相似。

二、诊断和鉴别诊断

（一）诊断

本病缺乏特异性诊断指标，主要依靠临床诊断。

1．我国小儿脑性瘫痪专题研讨会（2004年）所规定的诊断条件为以下几点。

（1）引起脑性瘫痪（简称脑瘫）的脑损伤为非进行性。

（2）引起运动障碍的病变部位在脑部。

（3）症状在婴儿期出现。

（4）有时合并智力障碍、癫痫、感知觉障碍及其他异常。

（5）排除进行性疾病所致的中枢性运动障碍及正常小儿暂时性的运动发育迟缓。

2．高度提示脑性瘫痪的临床表现有以下几种情况。

（1）早产儿、低体重儿出生时及新生儿期严重缺氧、惊厥、颅内出血和胆红素脑病等。

（2）精神发育迟滞、情绪不稳和易惊，运动发育迟缓、肌张力增高及痉挛典型表现。

（3）锥体外系症状伴双侧耳聋和核上性眼肌瘫痪。

（二）鉴别诊断

1. 遗传性痉挛性截瘫

单纯型儿童期起病，双下肢肌张力增高、腱反射亢进、病理征及弓形足，病程进展缓慢，有家族史。

2. 共济失调–毛细血管扩张症（Louis–Barr综合征）

常染色体隐性遗传病，呈进展性，表现为共济失调、锥体外系症状、眼结合膜毛细血管扩张和甲胎蛋白显著增高等。因免疫功能低下常见支气管炎和肺炎等。

3. 脑炎后遗症

有脑炎病史，表现为智力减退、易激惹、兴奋、躁动和癫痫发作等症状。

四、治疗

脑性瘫痪尚无有效的治疗方法，目前主要采取物理疗法、康复训练和药物治疗等适当措施帮助患儿获得最大限度的功能改善。痉挛、运动过多、手足徐动、肌张力障碍及共济失调等可采用康复训练配合药物治疗，必要时行手术治疗。

（一）物理疗法及康复训练

（1）完善的护理、充足的营养和良好的卫生。

（2）长期坚持科学的智能训练、语言训练和技能训练。

（3）采取物理疗法、体疗和按摩等促使肌肉松弛，改善下肢运动功能、步态和姿势。

（4）手指作业治疗有利于进食、穿衣、写字等与生活自理有关的动作训练。

（5）支具和矫正器可帮助患儿控制无目的动作，改善姿势和防止畸形。

（二）药物治疗

（1）下肢痉挛影响活动者可试用巴氯芬，自小剂量开始。成人5 mg，每日2次口服，5天后改为每日3次，以后每隔3~5天增加5 mg，可用20~30 mg/d维持；儿童初始剂量0.75~1.5 mg/（kg·d），此药也可鞘内注射。不良反应有嗜睡、恶心、眩晕、呼吸抑制，偶有尿潴留。或用盐酸苯海索，其有中枢抗胆碱能作用，2~4 mg口服，每日3次。或用氯硝西泮，成人首次剂量3 mg，静脉注射，数分钟奏效，半清除期22~32小时，有呼吸及心脏抑制作用。

（2）震颤治疗可试用苯海拉明。

（3）运动过多可试用氟哌啶醇、地西泮和丙戊酸钠。

（4）伴发癫痫者应给予抗癫痫药。

（5）重症病例出生即出现黄疸、呕吐、昏睡、总胆红素迅速上升及血红蛋白下降等，应交换输血，必要时多次输血，降低血清非结合胆红素水平，保护神经系统。血清蛋白可促进胆红素结合，紫外线照射可促进间接胆红素转化。

（三）手术治疗

1. 选择性脊神经后根切断术（SPR）

SPR是显微外科技术与电生理技术的结合，选择性切断脊神经后根部分与肌牵张反射有关的Ⅰa类肌梭传入纤维，减少调节肌张力与姿势反射的γ环路中周围兴奋性传入，纠正皮质病变使下行抑制受损导致的肢体痉挛状态。痉挛型脑性瘫痪型如无严重系统疾病、脊柱畸形及尿便障碍，可首选SPR加康复训练，3~10岁时施行为宜。患儿术前应有一定的行走能力，智力接近正常。术后坚持系统的康复训练也是治疗成功的基本条件。

2. 矫形外科手术

矫形外科手术适用于内收痉挛、肌腱挛缩和内翻马蹄足等症状，可松解痉挛软组织，恢复肌力平衡及稳定关节。

第四章

脑血管病的经颅超声治疗

脑血管病是危害人民健康的一种常见病，它是引起人类死亡的三大主要疾病之一。我国脑血管病的发病率较欧美等国家的高，患脑卒中除死亡率高外，幸存者也多遗留偏瘫，造成残疾。因此，脑血管病早已成为世界医学研究的重要课题。近年来，国内外在脑血管病方面的研究取得了许多新的成果，但没有更大的突破。由于在脑卒中时（无论是缺血还是出血），脑组织的不同范围都存在着血液循环障碍。目前，口服、肌内注射或静脉滴注等给药方式，由于脑内血-脑屏障的存在，药物多不能选择性地作用于脑损伤部位，因而治疗效果受到了限制。

经颅超声治疗利用的是超声的穿透作用。经颅超声诊断仪的频率为1.25 MHz，功率仅为0.1~0.75 W/cm²，可穿透颅骨和脑组织进行探查。经颅超声治疗仪的频率为0.8 MHz，功率为0.75~1.0 W/cm²，因而经颅超声治疗可以穿透颅骨和脑组织（超声频率越低，穿透能力越强，超声功率越大，穿透能力越强）。超声直接作用于受损的脑组织，通过超声具有的生物物理作用，改善局部血液循环，影响脑细胞代谢，促进脑侧支循环的建立，改善"半暗带"供血，促进脑组织的功能恢复。因此，经颅超声疗法，为脑血管病的治疗增添了一条新途径。

经颅超声治疗脑动脉硬化症、短暂脑缺血发作、脑动脉粥样硬化性血栓形成、脑栓塞、高血压性脑出血、小儿急性脑瘫、颅内静脉血栓形成等脑血管病，根据对20 000例患者的临床治疗实践，证实了超声治疗是一种途径合理、治疗效果明显、安全、无痛苦的新的治疗脑血管病的方法。

经颅超声治疗的效果，受以下因素的影响。

影响经颅超声治疗效果的第一个因素是适应证的选择和治疗时间的确定。无论是缺血性脑血管病还是出血性脑血管病，都可以采用经颅超声治疗，但是选择治疗时间十分重要：治疗时间过早，显示不出治疗效果；治疗时间太晚也影响患者的预后；只有合适的治疗时期，经颅超声治疗才有明显的效果，许多患者常经过一次治疗即有明显的效果。不同的病种，经颅超声治疗时间的选择也不同。

影响经颅超声治疗效果的第二个因素是治疗部位的选择。治疗部位不准确，治疗效果常常不明显。比如，小脑后下动脉血栓形成的患者，若在前区或中区做超声治疗，效果当然不明显；相反，大脑前动脉血栓形成的患者，在后区治疗，效果也不会好。所以，准确的治疗部位是很重要的，治疗部位的选择又与神经系统的定位诊断分不开，较好地掌握经颅超声治疗，必须首先掌握好脑血管的定位诊断。

影响经颅超声治疗效果的第三个因素是治疗剂量的灵活掌握。首先要求超声治疗仪的工作正常，保证声头的输出功率准确，这就需要对治疗仪经常检查和测量。在治疗过程中根据患者的治疗反应，适当调节治疗剂量，以保证有较好的治疗效果。

影响经颅超声治疗效果的第四个因素是治疗操作正确。正确操作的要点有二：一是声头与头皮之间添加耦合剂，声头与头皮之间保持一定的压力；二是声头中心点保持与头部密切接触。

本章将对脑血管病的每个病种的经颅超声治疗做较详细的介绍。

第一节　短暂性脑缺血发作的经颅超声治疗

一、临床表现

（一）定义

短暂性脑缺血发作（TIA）是一种历时短暂的常反复发作的脑局部供血障碍，引起短暂性神经功能缺失。一般症状在数分钟内达高峰，一次发作常持续5～20分钟，最长不超过24小时。TIA是缺血性脑卒中的最重要的危险因素或临床前期，频繁发生TIA是脑梗死的先兆，TIA患者第一年发生脑卒中的危险性最高。

（二）诊断要点

TIA的临床诊断要点。

（1）起病年龄大多在50岁以上，有高血压、高脂血症、糖尿病、吸烟等促进动脉硬化发生、发展的因素及有脑动脉粥样硬化症者。

（2）突然的、短暂的局灶性神经功能缺失发作，历时数分钟，在24小时内完全恢复。

（3）常反复发作，各个患者的局灶性神经功能缺失症状常按一定的血管支配区刻板地出现。

（4）发作间歇期无神经系统定位体征。

（5）无颅内压增高。

（6）排除其他类似疾病。

（三）颈内动脉系统TIA的临床症状

1．颈内动脉系统TIA的常见症状

对侧单肢无力或轻偏瘫，可伴有对侧面部轻瘫。这是大脑中动脉供血区或大脑中动脉与大脑前动脉皮质支的分水岭区缺血的表现。

2．颈内动脉系统TIA的特征性症状

（1）病变侧单眼一过性黑矇（失明）伴对侧偏瘫及感觉障碍。

（2）主侧半球受累时可出现失语症。

（四）椎-基底动脉系统TIA的临床症状

1．椎-基底动脉系统TIA的常见症状

眩晕、平衡失调，为脑干前庭系统缺血表现；可伴有耳鸣，系内听动脉缺血所致。

2．椎-基底动脉系统TIA的特征性症状

（1）跌倒发作。患者转头或仰头时，下肢突然失去张力而跌倒，无意识消失，常可很快自行站起，这是脑干网状结构缺血所致。

（2）双眼视力障碍。这是双侧大脑后动脉距状支缺血及枕叶皮质视中枢受累而引起的暂时性皮质盲。

（五）鉴别诊断

1．部分性运动性癫痫发作

部分性运动性癫痫发作常继发于脑内局灶性病变，神经影像检查可能发现病灶。发作时查体可发现双瞳孔散大，光反射消失。脑电图检查发现癫痫特征性改变可做鉴别。

2．梅尼埃病

梅尼埃病的发病年龄较轻，可与椎-基底动脉系统TIA相似，发作时间长达数日，常有耳鸣，多次发作后听力减退。

3．偏头痛

偏头痛多起病于青春期，常有家族史，麦角胺类止痛剂可缓解疼痛。

4．晕厥

晕厥发作时常有血压下降，意识短暂丧失，而无局灶性病变体征。

二、常规治疗

（一）一般治疗

（1）积极治疗高血压、糖尿病、高血脂。

（2）补充血容量和防止低血压。

（3）治疗冠心病、心律失常和心脏病等。

（二）急性期药物治疗

（1）抗血小板治疗：阿司匹林150～300 mg/d，顿服；阿司匹林加双嘧达莫联合应用；也可用噻氯匹定250 mg/d。如果用阿司匹林后，TIA仍频繁发作或因消化道症状不能耐受时，改为氯吡格雷75 mg/d。阿司匹林的主要不良反应是胃肠道刺激和出血。

（2）抗凝治疗：有大血管狭窄且TIA频繁发作，有心源性栓塞源，经TCD微栓子监测有微栓子脱落证据及高凝状态者应该给予抗凝治疗（低分子肝素0.4～0.6 mL，皮下注射，每12小时一次，连续7～10天）。

（3）其他药物治疗。

三、经颅超声治疗

（一）部位

（1）颈内动脉系统TIA的治疗：根据彩超探查及MRA、CTA、DSA的检查结果，颈总动脉或颈内动脉及颈动脉窦有动脉硬化斑块或血栓，经颅超声治疗的部位在硬化斑块或血栓在颈部皮肤的投影区（离斑块最近的颈部皮肤）。

（2）大脑中动脉有狭窄时，TCD探查或MRA、CTA、DSA检查，治疗部位在病变侧头颅的耳前上区。

（3）椎–基底动脉系统TIA治疗：基底动脉治疗部位在枕骨结节下1 cm处；椎动脉狭窄治疗部位在枕骨结节下1 cm，再向左或右旁开1 cm处。

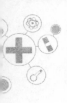

（二）功率

功率为0.75 ~ 1.0 W/cm^2。

（三）疗程

每天治疗一次，每次30分钟，连续10天，休息2天再做下一疗程。3个疗程后，复查彩超、TCD或MRA、CTA、DSA检查，了解治疗效果。必要时可继续治疗3个疗程。

第二节　脑梗死的经颅超声治疗

脑梗死（CI）是供应脑某一部位的血管阻塞导致该区域因缺血、缺氧而引起的脑组织坏死。疑诊脑梗死的患者，需要尽快做出判断：神经功能的缺损是否由于脑梗死引起，脑损害的定位，导致血管病的最可能原因，评估神经系统和内科合并症，以便能给予及时准确的处理。

一、临床表现

（一）发病形式

突然发病（一般夜间较多），多在24小时内症状达到高峰，也可以逐渐进展或阶梯性进展。

（二）局灶性神经系统症状

认知功能障碍（失语、忽视），肢体无力或动作不配合，一侧脸部肌肉无力（口角下垂、流涎），肢体和（或）脸部麻木，颅神经麻痹等。

（三）全脑症状和体征

头痛、头晕，部分患者可出现晕厥、癫痫、昏迷、血压升高和生命体征异常。

二、定位诊断

（一）颈内动脉闭塞

累及同侧眼、额叶、顶叶和颞叶（除枕叶外），包括皮质和皮质下灰白质大面积受累（视力障碍、完全偏瘫、偏身感觉障碍、偏盲、主侧半球完全性失语、非主侧半球忽视，常有严重的凝视麻痹和意识障碍），是颈内动脉急性闭塞后无侧支代偿建立时的临床表现，见于颈内动脉粥样斑块基础上血栓形成延伸至颅内的颈内动脉末端及大脑中和前动脉起始部位造成的严重临床症状。

（二）大脑中动脉急性闭塞

根据闭塞部位的不同可出现不同临床表现。

1. 主干闭塞

颞顶皮质和皮质下灰白质大面积受累，临床出现完全的三偏（偏瘫、偏身感觉障碍和偏盲），主侧半球完全性失语，并有不同程度的意识障碍。

2. 皮质支闭塞

上支闭塞累及额叶和顶叶外侧面大部，影响运动、感觉和主侧半球的布罗卡区，临床出现对侧偏瘫和感觉缺失，面部及上肢重于下肢，出现布罗卡失语；下支闭塞时累及颞叶大部分和顶叶角回，出现精神行为障碍、感觉性失语和命名性失语，由于不累及运动皮质和感觉皮质，因此临床无偏瘫。

3. 深穿支闭塞波及内囊、尾状核头和壳核

对侧上下肢瘫痪和（或）中枢性面舌瘫，对侧偏身感觉障碍，可伴有对侧同向偏盲，主侧半球可有皮质下失语。

（三）大脑前动脉闭塞

累及额叶和顶叶内侧面，出现对侧以下肢远端为重的偏瘫、轻度感觉障

碍、尿潴留、精神行为改变和无动性缄默症，常有强握反射与吸吮反射。

（四）大脑后动脉闭塞

累及枕叶皮质、颞叶前部表面以下和丘脑。临床出现相应部位损害症状，如皮质闭塞可出现同向偏盲或象限盲、视觉失认、光幻觉间性发作、命名性失语等；深穿支闭塞可出现丘脑综合征（对侧深感觉障碍、自发性疼痛、感觉过度、共济失调和不自主运动，可有舞蹈、手足徐动和震颤等）。

（五）基底动脉闭塞

（1）主干闭塞常引起广泛脑干梗死，出现眩晕、呕吐、昏迷、高热、颅神经损害、四肢瘫痪、瞳孔缩小等症状，病情危重常导致死亡。

（2）基底动脉尖端综合征：出现以中脑损伤为主要症状的一组临床综合征，表现为眼球运动及瞳孔异常、意识障碍等。

（六）小脑后下动脉或椎动脉闭塞

闭塞可导致延髓背外侧综合征，主要表现为眩晕、呕吐、眼球震颤、吞咽困难和构音障碍、同侧霍纳综合征、同侧小脑性共济失调、交叉性痛温觉障碍等症状。

（七）小脑上、后前下动脉闭塞

小脑梗死而出现眩晕、呕吐、眼球震颤、共济失调、肌张力降低等症状，因水肿导致脑干受压和颅内压增高。

为明确诊断可行以下检查。

1. 经颅多普勒超声

检查颅内外血管是否存在严重狭窄或闭塞，判断颅内外血管闭塞后，侧支代偿及闭塞血管再通情况。

2. 颈动脉彩超

检查颅外颈部血管，包括颈总动脉、颈内动脉、颈外动脉、锁骨下动脉和椎动脉颅外段，可发现颈部大血管内膜增厚、动脉粥样硬化斑块、血管狭窄或闭塞。

3．头颅和颈部核磁血管成像

了解颅内病灶，根据管腔直径减少信号丢失可检查颅内和颈部血管的严重狭窄或闭塞。

4．头颅和颈部CT血管成像

了解颅内病灶和颅内外大血管有无狭窄、钙化斑块及其程度、范围。

5．选择性数字减影血管造影

动脉内溶栓时（即刻安排急诊）拟行血管内成形术、颈动脉内膜剥脱术、搭桥术，或经无创检查（TCD、颈动脉彩超、MRA或CTA）明确诊断。

6．心电图

了解是否有房颤等心律不齐改变或脑梗死后心脏改变。

7．血液常规检查

血脂、血糖、血小板计数、INR、纤维蛋白原。

8．血液特殊检查

同型半胱氨酸、S蛋白、C蛋白和动脉炎等的检查（年轻患者或有相应指征时）。

三、内科治疗

（一）整体治疗

（1）患者平卧有助于脑灌注，尤其有基底动脉或颈内动脉等大血管闭塞者。

（2）维持呼吸道通畅，用鼻导管吸氧。

（3）避免高血糖，必要时使用胰岛素。

（4）控制体温在正常水平，38℃以上者应给予物理降温和药物降温。

（5）不能经口喂食者给予鼻饲，以维持机体营养需要和避免吸入性肺炎。

（6）尽量使用生理盐水，维持水和电解质平衡。

（7）血压的维持：缺血性脑卒中急性期过度的降压治疗可能有害，收缩压大于180 mmHg，舒张压大于110 mmHg时需降压处理。

（8）降颅压治疗。提示可能存在颅内压增高的下列情况时，采取降颅压措施：意识障碍逐渐加重、血管主干闭塞造成大面积梗死、影像学提示中线移位、脑沟饱满、脑室变形和小脑梗死。药物可选用20％甘露醇、10％甘油果糖和呋塞米等，严重时可考虑脑室引流或去骨瓣减压术。

（二）根据病因分类治疗

1．大血管性

颅内外大动脉严重狭窄或闭塞所致的脑梗死，发病机制可能是血栓形成、动脉栓塞或低灌注，也可能是共同作用所致。发病6小时内考虑溶栓，6小时后不能溶栓者应该给予抗凝和（或）抗血小板治疗。可以应用他汀类药物降血脂，如阿托伐他汀钙。不宜用血管扩张剂和钙离子拮抗剂。

2．小血管性

高血压微小动脉脂质透明变性所致，通常不用抗凝药物，可给予抗血小板药和钙离子拮抗剂等。

3．心源性

多数因心脏栓子栓塞脑血管所致，并存在栓子继续脱落的危险，宜终身抗凝治疗。抗凝药物用法见TIA章节。由于心源性栓塞易合并梗死后出血，而抗凝治疗可能会增加脑栓塞后出血的危险性，因此不主张梗死后早期给药。

4．其他原因

高同型半胱氨酸血症可给予维生素B_{12}、叶酸和维生素B_6联合治疗。

（三）溶栓治疗

1．静脉溶栓

发病在6小时内，动脉源性脑梗死（血栓形成或动脉栓塞）、心源性脑梗死和小血管性脑梗死（腔梗）。尿激酶用法：尿激酶100万～150万U，溶入100 mL生理盐水，先静脉推注10％，余量在1小时内点滴完毕。阿替普酶（rt-PA）用法：rt-PA总量为0.9 mg/kg，用法同尿激酶。

2．动脉溶栓

发病6小时内的大脑中动脉阻塞和发病不足12小时的基底动脉闭塞。rt-PA总量为静脉溶栓用量的1/3左右；尿激酶总量一般不超过50万U。溶栓药直接向阻塞部位分次注入，重复局部造影。

3．合并用药

24小时后重复头颅CT无出血，可使用低分子肝素或阿司匹林等抗血小板药。

4．溶栓禁忌证

血压大于185/110 mmHg（重复出现，积极治疗后），血糖小于2.78 mmol/L（50 mg/dl）或大于22.2 mmol/L（400 mg/dl），症状轻微或迅速好转，可疑蛛网膜下隙出血，起病时有癫痫发作，3个月内有脑卒中或头部外伤史，3周内有消化道和泌尿道出血史，妊娠，严重心、肝、肾功能不全，CT检查怀疑出血、水肿占位、肿瘤、脑动静脉畸形（AVM）等改变，7天内未在不可压迫部位做动脉穿刺，有活动性内出血，两周内有大手术史，意识障碍和严重神经功能障碍［美国国立卫生研究院卒中量表（NIHSS）评法大于22分、CT有早期较大范围的缺血改变超过大脑中动脉1/3］，颅内出血病史。

四、经颅超声治疗

（一）患者情况

神志清楚，无颅内压增高表现，一般在发病后2～3天即可开始经颅超声治疗。

（二）部位

根据头颅CT、MRA和TCD检查及神经系统检查，确定脑病变部位，确定经颅超声治疗部位。

还可以根据头颅CT扫描结果，使用脑病灶定位尺，确定脑超声治疗部位。

（三）疗程

超声治疗声头放在头部的治疗部位，用头架固定。

超声治疗功率为0.5～1.0 W/cm²，每天治疗1～2次，每次20分钟。连续治疗10天，休息2天，可继续下一疗程，根据病情可做3～5个疗程。

（四）其他辅助治疗

在超声治疗10分钟后，应配合肢体的按摩治疗或针刺治疗。在治疗过程中，应鼓励患者主动活动瘫痪肢体，争取在治疗过程中获得良好效果。

（五）脑梗死的超早期溶栓与经颅超声溶栓治疗效果相结合

（1）在做药物溶栓治疗的同时，将治疗声头置于梗死的脑血管在头颅部的投影区，头架固定。

（2）进行超声增强溶栓治疗。

（3）超声治疗功率为0.75～1.0 W/cm²，治疗时间要与溶栓药物滴注时间相同（30～40分钟）。

五、不同血管闭塞的经颅超声治疗病例报告

（一）颈内动脉闭塞

1. 经颅脑超声治疗

（1）部位：颈内动脉闭塞处和病灶侧的颞窗。

（2）功率：0.75～1.0 W/cm²。

（3）治疗时间与疗程。每次20～30分钟，每天1次，连续治疗5～7天后休息2天，为1个小疗程，可连续做5个小疗程为1个大疗程。

（4）治疗方法：若血栓形成在虹吸部以上，超声治疗先在病灶侧耳前上区颞窗治疗10分钟，然后逐渐扩大治疗范围，至同侧中区再治疗10分钟。若血栓形成在颈动脉分叉处，超声治疗先放在颈部甲状软骨水平位置，超声治疗10分钟后，再在病灶侧耳前上区治疗10分钟。

2. 病例介绍

患者邓某，女，50岁。于入院前4天晨起时，感觉左侧头痛，但仍能穿衣。吃早饭时，感觉左侧上下肢麻木，无力，走路下肢发软，躺在床上休息，又发现口角向右歪，但经约20分钟，完全恢复正常。次日晨起，左侧上下肢完全瘫痪。病后无呕吐，两次测血压均为180/100 mmHg。神智一直清楚，经服药物（药名不详）治疗两天，未见效果，转来要求超声治疗。

查体：血压180/80 mmHg，脉搏72次/分，呼吸20次/分，语言清楚，双瞳等大，光反射存在，眼底视神经乳头边界清，色泽正常，动脉细，A：V=1：3，反光增强，动脉、静脉可见交叉压迫现象。左侧上下肢肌张力减低，肌力0级，腱反射均未引出，左半身痛觉减退，左足巴宾斯基征（Babinskin）阳性。心、肺未发现异常。双颈动脉触诊，右侧搏动较左侧弱，双颞浅动脉触诊，右侧搏动较左侧强，头颈部及锁骨上窝未闻血管杂音。

腰椎穿刺检查：脑压 168 mmHg，脑脊液外观清亮、透明。细胞数 18 个 /mm³，白细胞 8 个 /mm³。脑脊液生化检查，蛋白质 275 mg/L（27.5 mg/dL），糖 4.44 mmol/L（80 mg/dL），氯化物 190.4 mmol/L（675 mg/dL）。

脑血管造影：右侧颈内动脉虹吸部闭塞。

诊断：脑动脉硬化性血栓形成（右侧颈内动脉虹吸部闭塞）。

治疗经过：入院后次日下午（发病后6天）开始经颅超声治疗，采用 1 W/cm²功率在右侧耳前上区颞窗及中区治疗，共30分钟。经过1次治疗，左下肢膝关节在仰卧位由屈曲可以伸直，肌力由0级增加至Ⅱ级。经过7次治疗，仰卧位下肢可抬高离床20 cm，肌力达Ⅲ～Ⅳ级。经过14次治疗，可以扶拐走路，左上肢可前后运动，上臂可外展45°，好转出院。半年后随访，患者生活基本自理。

（二）大脑中动脉主干闭塞

1. 经颅脑超声治疗

（1）部位：病灶侧的耳前上区及中区。

（2）功率：0.5～0.75 W/cm²。

（3）治疗时间与疗程。每次治疗20～30分钟，每天1次，连续10天为1个小疗程，休息1天后，再做第2个小疗程。3个小疗程为1个大疗程。根据病情休息10天，可以再做第2个大疗程。

（4）治疗方法：在耳前上区治疗20～30分钟。

2. 病例介绍

患者王某某，男，72岁。于入院前1天走路时，自觉舌发硬，说话不流利，右上肢发软无力。次日晨起，右侧上下肢完全不能动，不会说话，恶心，无呕吐。发病后测血压170/100 mmHg，平素健康，无高血压史。

查体：血压160/100 mmHg，脉搏76次/分，嗜睡，混合性失语，双瞳等大，光反射存在，眼球运动正常，无眼颤，眼底呈动脉硬化表现。右面纹浅，伸舌偏右，右侧上下肢肌力0级，肌张力低，腱反射未引出，右腹壁反射消失，双足未引出病理征。心、肺阴性，双颈动脉搏动对称。

腰椎穿刺检查：脑压183 mmHg，脑脊液外观清亮、透明，细胞数30个/mm³，白细胞4个/mm³，蛋白质280 mg/L（28 mg/dL），氯化物162.2 mmol/L（575 mg/dL），糖4.5 mmol/L（81 mg/dL）。

脑血管造影：左侧大脑中动脉主干闭塞。

诊断：脑动脉硬化性血栓形成（左侧大脑中动脉主干闭塞）。

治疗经过：给予输液，补充热量，给予抗生素预防感染，因尿潴留给予导尿。入院后2天，病情仍有加重，昏睡，两瞳孔不等大，左瞳4 mm大于右瞳3 mm。给予甘露醇脱水等治疗。入院后12天，神志转清，开始经颅超声治疗，治疗部位在左耳前上区及中区，超声功率开始为0.5 W/cm²，第2个小疗程增加到1.0 W/cm²。经过7次治疗，右下肢肌力由0级增加至Ⅲ级，右上肢无变化。经过14次治疗，可以扶拐走路，右上肢肌力Ⅱ级。半年后随访，患者走路较之前好转，余无明显进步。

（三）大脑中动脉深穿支闭塞

1. 经颅超声治疗

（1）部位：病灶侧耳前上区。

（2）功率：0.5～0.75 W/cm²。

（3）治疗时间与疗程。每次治疗20分钟，每天1次，连续治疗5～7天后休息2天，再做第2个小疗程。连续治疗5个小疗程为1个大疗程。根据病情，休息15天，可以再做第2个大疗程。

2. 病例介绍

患者王某，女，54岁。于入院前10天自觉右侧上下肢无力，头晕、头痛逐渐加重。入院前7天，晨起不会说话，右侧上下肢不能动。当时测血压200/100 mmHg。病后无发热，神志清，无呕吐。平素血压为160～180/90～100 mmHg，余无特殊可记。

查体：神清，不完全性运动性失语，眼底动脉硬化。右面纹浅，伸舌偏右，软腭运动对称，咽反射存在，右上下肢肌力0级，右上下肢肌张力增高，腱反射活跃，右手霍夫曼征阳性。右足巴宾斯基征阳性。深浅感觉减退。

腰椎穿刺检查：脑脊液外观清亮透明，脑压140 mmH$_2$O，细胞数8个/mm^3，蛋白质300 mg/L（30 mg/dL），氯化物183.3 mmol/L（650 mg/dL），糖3.9 mmol/L（70 mg/dL）。

脑血管造影：左侧大脑中动脉深支闭塞。

诊断：高血压病，脑动脉硬化性血栓形成（左侧大脑中动脉深支闭塞）。

治疗经过：入院后给予口服维生素B$_1$、维生素C、利血平、地巴唑，血压160/85 mmHg。发病后4天开始经颅超声治疗。在左耳前上区，采用功率0.75 W/cm^{2}的超声治疗。经过3次治疗，右上肢可前后活动，右下肢可扶着走路。经过7次治疗，失语好转，基本能表达，经过3个小疗程治疗，右上肢可上举过头，手指稍能屈曲活动，能自己走路，稍有跛行。

（四）大脑中动脉皮质支闭塞

1. 经颅超声治疗

（1）部位。①额眶动脉闭塞：病灶侧耳前上区。②中央前动脉闭塞：病灶侧耳前上区及向上移3 cm的区域。③中央沟动脉闭塞：病灶侧耳前上区和上移3 cm的区域。④顶叶动脉闭塞：病灶侧中区。⑤颞后动脉闭塞：病灶侧耳前上区和向后移3 cm的区域。⑥角回动脉闭塞：病灶侧中区的后1/2区域。

（2）功率：0.5～0.75 W/cm^2。

（3）治疗时间与疗程。每次20分钟，每天1次。10次为1个小疗程，休息2天，再做第2个疗程，根据病情，可做3～5个疗程。

2. 病例介绍

（1）患者高某某，男，67岁。于治疗前8天晨起时发现右侧上下肢无力，右口角流口水。次日加重，右上肢抬不起，手不能握物。病后无呕吐，不头痛，神志清，不发热。既往病史无特殊可记。

查体：神志清，回答切题，时间、地点定向正常。双瞳等大，光反射灵敏，眼球运动正常，无眼颤，眼底呈动脉硬化表现，余无异常，右面纹稍浅，伸舌稍偏右，软腭运动对称，咽反射存在，右上肢肌张力增高，上举上臂不能抬肩平，肘、腕、指关节肌力0～Ⅰ级，右手水肿，右下肢肌张力增高，肌力Ⅲ～Ⅳ级，别人托着可以走路，右侧上下肢腱反射较活跃，深浅感觉正常存在，右足巴宾斯基征阳性。两侧颈动脉及颞浅动脉触诊搏动对称。脑压120 mmH$_2$O，脑脊液常规检查正常。

诊断：脑动脉硬化性血栓形成（左大脑中动脉皮质支–中央前动脉）。

治疗经过（未用任何药物治疗）：采用功率0.75 W/cm^{2}的超声，在左耳前上区及上移3 cm的区域治疗。经过1次治疗，自觉右下肢有力，抬腿较前轻松，并可以自己走路。经过3次治疗，右上肢上抬过头，肘及指关节可以屈曲。经过7次治疗，可以连续行走5千米，右手水肿消退，生活基本自理。半年后随访，患者一直参加农业劳动。

（2）患者潘某某，男，61岁。无明显原因说话不流利，有时头痛，脑子"糊涂"，严重失眠，未予治疗。次日晨起说话更不清楚，不能表达，四肢活动尚好，可以自己完成吃饭及大小便动作，仅感右手不灵活。既往有高血压史10年，血压160～180/90～110 mmHg。

检查：不完全性运动性失语，眼底呈动脉硬化表现，软腭运动对称，咽反射存在，声音不嘶哑，面纹对称，伸舌居中，四肢肌张力，肌力正常，四肢腱反射稍活跃，双掌颔反射（+），未引出病理征。脑脊液外观清亮透明，细胞数4个/mm^3，蛋白质250 mg/L（25 mg/dL），糖3.8 mmol/L（68 mg/dL），氯化物176.3 mmol/L（625 mg/dL），压力140 mmH$_2$O。脑压图示心肌缺血改变。

胸部平片：主动脉弓增宽突出，心界稍向左扩大，余无异常。

诊断：高血压病，脑动脉硬化性血栓形成（左大脑中动脉皮质支–额眶动脉）。

治疗经过（未用任何药物治疗及其他方法治疗）：采用功率0.75 W/cm^{2}的超声，在左耳前上区做治疗。治疗1次，吐字较前清楚；治疗3次，基本能表达；超声治疗10次，基本痊愈。1年后随访，患者在工作繁忙及夜间休息不好时，曾有两次短暂的说话不清楚，半小时后好转，平素语言清楚，一直参加工作。

（3）患者向某某，男，72岁。在经颅超声治疗前3天，晨起吃饭时右手失灵，筷子落地，右下肢抬不起，被别人扶着走路，右足拖地，右面部麻木，语言尚清楚，不头痛，无呕吐，吞咽正常，二便自理。病后曾服药物（药名不详）治疗10天，未见明显效果，要求经颅超声治疗。

检查：神志清，检查合作，语言欠流利，右面纹浅，伸舌偏右，余颅神经无异常发现。右上肢上举手达胸部，肘、腕及指关节无主动运动，右下肢走路足拖地，右上、下肢痛觉，图形觉障碍，右手霍夫曼征阳性。双足未引出病理征。脑脊液外观清亮透明，细胞数6个/mm³，蛋白质250 mg/L（25 mg/dL），糖5.0 mmol/L（90 mg/dL），氯化物197.4 mmol/L（700 mg/dL），脑压160 mmH₂O。

诊断：脑动脉硬化性血栓形成（左大脑中动脉皮质支–中央沟动脉）。

治疗经过（仅采用超声治疗，未用任何药物）：采用功率0.75 W/cm²的超声，在左耳前上区及上移3 cm的区域内做治疗，每次20分钟。经过1次治疗，右上肢上举由胸部提高到过头顶，一人可以走路，治疗7次，右手上举伸直，肘关节可屈伸，走路较自然；治疗21次，基本痊愈。半年后随访，患者已参加农业劳动。

（五）大脑前动脉闭塞

1. 经颅超声治疗

（1）部位。

①大脑前动脉主干闭塞：病灶侧耳前上区和前区。

②大脑前动脉深支闭塞：病灶侧耳前上区。

③大脑前动脉的旁中央动脉闭塞：病灶侧前区的顶部。

（2）功率：0.5～0.75 W/cm²。

（3）治疗时间与疗程。每天1次，每次20分钟，连续7～10天为1个小疗程，休息3天，再做第2个小疗程。根据病情，可做3～5个小疗程。

2. 病例介绍

患者贺某某，男，60岁。于入院前2天晨起时，左上肢无力，不能穿衣，左下肢无力，不能走路。神志清，无呕吐、头痛，当时血压为150/100 mmHg。经服烟酸及维生素类药物治疗2天，未见效果，病情加重，左下肢完全瘫痪，左上肢无力，不能持物，左口角流口水，尿潴留，整夜不眠。因病情加重，收住院治疗。

查体：体温36.8℃，脉搏78次/分，呼吸20次/分，血压150/90 mmHg。精神不振，双瞳等大，光反射存在，眼底呈Ⅱ级动脉硬化，左面纹稍浅，伸舌居中，左上肢肌力差，上臂上举不能抬肩平，肘关节可屈伸，手可屈伸但无力，左下肢肌力0级，左侧上下肢肌张力较右侧强，腱反射稍活跃，左足痛觉减退，余感觉无异常，左足巴宾斯基征阳性。心、肺无异常发现，肝、脾未触及，下腹部可触及潴尿的膀胱。

腰椎穿刺检查：脑脊液外观清亮，细胞数32个/mm³，白细胞8个/mm³，蛋白质300 mg/L（30mg/dL），糖3.9 mmol/L（70 mg/dL），氯化物183.3 mmol/L（650 mg/dL）。脑压160 mmH$_2$O。

脑血管造影：右大脑前动脉主干闭塞。

诊断：脑动脉硬化性血栓形成（右大脑前动脉主干闭塞）。

治疗经过：在左侧耳前上区，采用功率0.75 W/cm²的超声治疗10分钟，然后将声强增加至1.0 W/cm²，并扩大治疗范围至前区再治疗10分钟。经过1次治疗，左上肢上举过头，左手握力由2 kg增加至8 kg；经过7次治疗，可扶拐走路；经28次治疗，自行走路，生活基本自理，基本痊愈出院。半年后随访，患者病情无反复，可以做家务劳动。

（六）椎-基底动脉供血不足及闭塞

1. 经颅超声治疗

（1）部位：后区。

（2）功率：0.5～0.75 W/cm²。

（3）治疗时间与疗程。每次治疗20分钟，每天1次。7～10次为1个小疗程，休息2～5天，再做第2个小疗程。3～6个小疗程为1个大疗程。休息20～30天，根据病情，可再做1个大疗程。

（4）治疗方法：因后区凹凸不平，故在治疗过程中，应特别注意声头与治疗部位皮肤的密切接触。可适当增加超声耦合剂。

2. 病例介绍

患者高某某，男，60岁。于入院前7天晨起时，头眩晕、恶心，呕吐1次，但尚能穿衣，下地走路感到身体摇晃，走路不稳，血压220/100 mmHg。在当地医院给予肌注利舍平及服中药治疗，病情无好转，并逐渐加重。入院前4天，饮水发呛，咽下困难，不能进食。入院前3天说话无力，声音嘶哑，因病情加重，转院治疗。既往发现高血压3年，血压在180~200/90~110 mmHg。余无特殊可记。

查体：神志清，检查合作，血压190/100 mmHg，声音稍嘶哑，双瞳不等大，右瞳2 mm，左瞳3 mm，光反射存在，右眼裂稍小，眼球运动正常，未见明显眼球震颤，双眼底呈动脉硬化表现，余无特殊。面纹对称，右侧软腭上举差，咽反射消失，右面部及左半身痛，温觉减退，右上肢指鼻试验动作不稳准，四肢肌力正常，双足未引出病理征。

诊断：高血压病，脑动脉硬化性血栓形成（椎-基底动脉），延髓背外侧综合征（Wallenberg综合征）。

治疗经过：入院后除给利舍平、地巴唑、青链霉素控制感染，输液、补充热量及纠正电解质平衡等一般治疗外，每日给低分子右旋糖酐500 mL，加烟酰胺200 mg静滴，并给三磷酸腺苷、辅酶A、谷氨酸等药物。经过10天的治疗，仍不能吞咽，滴水不进。因病情无好转，改用经颅超声治疗。功率1.0 W/cm²，在右后区做治疗，每次20分钟，每天1次。经过3次治疗，病情好转，咳痰较前容易，说话声音增大。超声治疗7次，吞咽动作基本恢复，拔掉胃管。超声治疗14次，眩晕明显好转，患者生活基本自理并出院。

第三节 高血压动脉硬化性脑出血的经颅超声治疗

脑出血又称脑溢血，是指脑实质内较大量的出血，脑内动脉出血最为多见，脑出血约占脑卒中患者的20 %。临床上最多见的是在脑动脉硬化的基础上，血压突然升高引起脑血管破裂出血，这种脑出血常被称作高血压动脉硬化性脑出血。

一、临床表现

高血压动脉硬化性脑出血以45~55岁的高血压患者发病最多，发病多有明确诱因，比如饮酒、情绪激动、用力过度等情况，少数患者可在夜间睡眠情况下发病。本病起病较快，常在数分钟或数小时内达到高峰，经过较长时间而逐渐加重的情况很少。发病时多有剧烈头痛，伴有呕吐，重者合并胃肠道出血，呕吐物是咖啡色，继则意识模糊，转入昏迷，呼吸带鼾音，脉搏缓慢有力，面色多潮红，有时伴有抽搐。患者深昏迷时，四肢呈弛缓性瘫痪。若昏迷不深，可有偏瘫及轻度脑膜刺激征。由于脑出血的部位不同，而有不同的临床表现，最多见的为内囊出血，次之是桥脑出血、小脑出血和脑室出血。

（一）内囊出血

内囊位于大脑基底节，它是最常见的出血部位。因基底节的出血损及内囊，故称内囊出血。内囊的运动神经和感觉神经比较集中，所以内囊出血的临床典型表现为"三偏"，即偏瘫、偏身感觉障碍和偏盲。同时，伴有不同程度的意识障碍。

1. 偏瘫

出血对侧鼻唇沟较浅，呼气时，瘫痪侧面颊鼓起。患者有意识障碍时，可压眶上神经，正常一侧出现面肌运动，而瘫痪侧无肌肉收缩。与面瘫同侧有肢体瘫痪，早期呈弛缓性瘫，肌张力低，腱反射浅弱或消失，甚至引不出病理反射。数天或数周后肌张力渐增高，腱反射活跃。内囊出血的偏瘫比较完全，上下肢瘫痪程度相同，肢体远端和近端的瘫痪无明显差别。

2. 偏身感觉障碍

在肢体瘫痪侧，感觉减退或消失，表现为对疼痛的刺激无反应或反应迟钝，感觉障碍的恢复较瘫痪早。

3. 偏盲

由于视反射经过内囊处受损，表现为病灶对侧同向偏盲，但患者必须在意识清楚、配合检查的情况下才能发现。

偏瘫、偏身感觉障碍和偏盲是内囊损害时典型的"三偏"症状，昏迷患者的"三偏"症状不易完全查清。脑出血深昏迷的患者，其定位症状常被掩盖，而表现为四肢软瘫、生理反射消失，若详细检查常可查出一些有意义的定位体征。当给予重度疼痛刺激肢体时，未瘫痪的肢体可能出现轻微的躲避动作；举起双侧上肢，令其自然落下，未瘫痪侧可能下落稍慢，头常转向病灶侧，双眼向病灶侧凝视。

（二）脑桥出血

患者起病突然，有剧烈头痛、头晕、呕吐，一侧面部麻木，常在数分钟内进入昏迷。出血开始在一侧脑桥，临床表现为出血一侧面瘫和对侧肢体瘫，头眼转向瘫痪侧。当出血波及另一侧脑桥时，表现为两侧面瘫和肢体瘫。瘫痪多为弛缓性，双侧病理征阳性，两侧瞳孔极度缩小（呈针尖样，为桥脑出血的特点）。由于体温调节障碍，体温可表现为持续高热，呼吸可不规则。若桥脑出血破入第4脑室，则患者陷入深度昏迷，双瞳散大，呼吸不规则，多在数小时内死亡。

（三）小脑出血

患者起病突然，有剧烈头痛和呕吐，强迫头位，眼球水平震颤，肢体肌张力减低，腱反射消失，常查不出小脑体征，很快昏迷并死亡。一部分患者起病呈渐进型，表现眩晕，语言含糊不清，瞳孔缩小，病变侧肢体共济失调，但瘫痪多不明显，意识渐昏迷。

（四）脑室出血

原发性脑室出血较为少见，多数为继发于内囊、脑桥或小脑出血破入脑室所致。临床表现为患者迅速出现昏迷，双侧病理征，高热，呕吐咖啡色物，皮肤苍白，多汗，脑膜刺激征明显，四肢出现阵发性强直性痉挛，血压不稳，多于24小时内死亡。

高血压脑出血典型病例诊断难。凡年老患者，既往有高血压病史，突然发病，偏瘫、失语、呕吐、血压升高、昏迷、脑脊液呈血性，即可确诊为脑出血。但是，不典型的脑出血有时很难诊断。在临床诊断时，应注意进行鉴别。

1. 血管畸形性脑出血

脑血管畸形并发脑出血的发病率仅次于高血压动脉硬化性脑出血。其临床表现特点是发病年龄相对较轻，以青壮年为多见，起病虽急剧，但由起病至症状达最高峰的时间相对较长。患者既往常有头痛、癫痫和短暂性脑缺血发作，因出血多在大脑浅层，故偏瘫较轻，血压常不增高。

2. 脑肿瘤性脑卒中

某些脑肿瘤由于大量出血呈脑卒中样发病。症状急剧恶化，有时难以和高血压动脉硬化性脑出血相鉴别。但是，脑肿瘤性脑卒中患者多有慢性进行性头痛，呕吐和神经系统定位体征，眼底视神经乳头水肿，并常有癫痫发作。患者由于肿瘤部位不同或因恶性肿瘤颅内转移，可有不同的神经定位体征和在身体其他部位可发现原发肿瘤及其临床症状和体征，有助于鉴别诊断。

3. 栓塞性脑出血

脑栓塞可继发脑出血，常见于细菌性心内膜炎的赘生物所致的脑栓塞。细菌性动脉炎所致的动脉瘤破裂可造成脑内出血、蛛网膜下隙出血及脑室出血。栓塞性脑出血多发生在青壮年，患者既往无高血压及动脉硬化病史，发病时血压常不增高，多有风湿性心脏病体征。

4. 动脉瘤性脑出血

颅内动脉瘤破裂常发生脑蛛网膜下隙出血，也可发生脑内出血。患者多有偏头痛病史，血压不高，多发于青壮年，可以合并动眼神经麻痹。发病时先有剧烈头痛、呕吐、意识障碍，头颅听诊有时可以发现血管杂音。

5. 血液病脑出血

某些血液病（白血病、再生障碍性贫血、血小板减少性紫癜、血友病等）均可发生脑出血。但是，此类患者有原发性血液病的全身表现，实验室检查有周围血常规和骨髓象的改变，因此鉴别不难。

6. 癫痫后昏迷

癫痫患者过去常有癫痫发作，发作停止后大多处于意识模糊状态，无显著的血压升高、偏瘫和血性脑脊液。第1次发作的癫痫有持续昏迷，可与脑出血患者混淆，但癫痫患者无血性脑脊液可作鉴别。

7. 糖尿病性昏迷

患者有多饮、多食、多尿等症状。在饮食不加控制、停止胰岛素注射、伴发感染等情况下可发生昏迷。患者有皮肤干燥、眼窝下陷、血压下降、呼吸深大等脱水表现和酸中毒表现。血糖、尿糖增高，尿中酮体阳性。无偏瘫及血性脑脊液。

8. 低血糖性昏迷

患者常在饥饿、体力劳动、注射胰岛素后，表现面色苍白、大汗淋漓、血压下降、脉速而弱等症状，可伴有惊厥。实验室检查，血糖常在50 mg/dL以下。给予口服或静推50%葡萄糖后症状迅速缓解。无偏瘫及血性脑脊液可作鉴别。

9. 尿毒症昏迷

患者的昏迷逐渐发生，有明显脱水及酸中毒症状。实验性检查，二氧化碳结合力降低，非蛋白氮、尿素、肌酐、尿酸增高，没有偏瘫及血性脑脊液等脑出血征象。

10. 肝性昏迷

肝脏的各种疾病均可引起昏迷，如肝硬化、肝癌、传染性肝炎，以及药物、毒物等引起的肝坏死等。患者皮肤和巩膜常有黄染，可有腹水，肝脏肿大或缩小，血压下降，口中有肝性臭味等症状。实验室检查，血氨、胆红素、黄疸指数升高，其他肝功能检查异常。无偏瘫及血性脑脊液。

11. 一氧化碳中毒昏迷

患者所处的环境有一氧化碳的来源，空气不流通，中毒初期表现为头痛、头昏、呼吸困难、心悸等。随后出现烦躁不安、呕吐、痉挛、昏迷、呼吸浅表而减弱、脉搏频速而微弱、血压下降、黏膜和皮肤呈樱红色，无偏瘫及血性脑脊液。

12. 有机磷中毒昏迷（农药1059、农药1605等）

患者有农药接触史，有副交感神经功能亢进的症状，如皮肤苍白、恶心、呕吐、瞳孔缩小、肌纤维震颤、惊厥、流涎、心跳缓慢、昏迷等。患者身上可嗅到大蒜样臭味。

二、常规治疗

（一）控制脑水肿，降低颅内压

脑出血的患者几乎全部有不同程度的脑水肿，脑水肿逐渐加重可以引起脑疝，危及生命。因此，控制脑水肿、降低颅内压是脑出血急性期治疗的最重要的一个环节。常用的脱水药如下。

1. 20%甘露醇250 mL静推（或在20～40分钟内静脉点滴完）

此药性质稳定，无明显毒性，有强烈渗透性利尿作用。用药后20分钟开始有作用，2～3小时脱水降低颅内压作用最强，维持6小时，根据病情每日可用2～6次。有心脏功能不全者慎用，偶尔有血尿，停药后消失。

2．利尿剂

呋塞米，每次40 mg，每日2～4次静脉注射。

3．地塞米松（氟美松）

地塞米松是一种强而作用持久的降颅压药物，能减轻间质性脑水肿及脑血管痉挛，其降颅压作用较甘露醇强而持久，很少引起钠潴留。每次10～20 mg，静脉点滴，每日1～2次，连续5～7天。还可以5 mg肌内或静脉注射，每日4次，1周后逐渐减量。也可用氢化可的松100～300 mg，每日1次，静脉滴注。

（二）保持绝对安静，控制过高血压

脑出血急性期的患者应保持绝对安静，避免再次出血。对于精神运动性兴奋患者，可给苯巴比妥钠等镇静剂，但不要应用抑制呼吸的药物。对于高血压性脑出血患者，及时应用适当的降压药物以控制过高的血压，使血压逐渐降至脑出血前原有血压的水平，降低血压不可过快和过低。可以用利舍平0.5～1.0 mg肌内注射，隔6～12小时重复使用。

（三）止血药和凝血药

一般认为脑内动脉出血难以用药物制止，但临床治疗上常在出血后9小时以内应用止血药和凝血药。

1．氨基己酸（EACA）

EACA能抑制纤维蛋白水解酶原的形成而起到止血的效果。初次剂量4～6 g溶于1 001 mL生理盐水或5 %～10 %葡萄糖液中滴注，15～30分钟滴完，之后以每小时1 g为维持量持续12～24小时或更长，依病情而定。

2．对羧基苄胺（抗血纤溶芳酸）

每支10 mL，100 mg，供静脉注射。每次100～200 mg，每日2～3次。可以和葡萄糖或生理盐水混合注射。

3．安络血

安络血能降低毛细血管通透性，肌内注射，每次10 mg，每日1～3次。

4. 酚磺乙胺

酚磺乙胺能增加血小板数量，增强血小板功能，缩短凝血时间，加快血块收缩，降低血管通透性。每次250~750 mg，肌内注射或静脉滴注。每日1~3次。

5. 凝血质

凝血质可促使凝血酶原变为凝血酶。每支2 mL，15 mg，肌内注射，每次15 mg，每日2~4次。

（四）头部降温

头部降温可以降低脑代谢率和耗氧量，有利于脑细胞恢复和减轻脑水肿，临床常采用冰帽做局部物理降温。

（五）使用抗生素，积极预防和治疗肺炎

脑出血昏迷的患者，咳嗽反射消失，呼吸道分泌物不易排出，呕吐物常随呼吸进入气管和支气管，阻塞呼吸道，造成肺不张和肺部感染，许多脑出血患者死于肺部感染。因此，脑出血昏迷的患者使用抗生素积极预防和治疗肺部感染是很重要的。

（六）其他

昏迷期患者每2小时翻一次身，并叩拍背部，使气管内分泌物易于排出。注意维持营养，病后2~3天起每日补液1 500~2 000 mL，其中10 %葡萄糖1 000~2 000 mL，生理盐水500 mL。昏迷不能进食者，应给予鼻饲，以保证必要的营养、热量和维生素。注意电解质的平衡，及时发现和纠正酸中毒。患者躁动不安时，应注意有无小便潴留。因疼痛而不安的患者可给予小剂量镇静止痛药。

三、经颅超声治疗

（一）部位

以病灶侧耳前上区为主，配合同侧前区、中区。

（二）功率

$0.5 \sim 0.75 \ W/cm^2$。

（三）治疗时间与疗程

每次20分钟，每日1~2次，10次为1个小疗程，休息2~3天，再做第2个小疗程，3个小疗程为1个大疗程。休息10天，可再做1个大疗程。

（四）适应证的选择

（1）有意识障碍者，提示中线结构受影响，可为病灶症状或压迫症状，这时暂不做超声治疗，而应用甘露醇，并观察病情和意识障碍的动态改变。如颅内病灶进行性加重，则不宜做超声治疗。

（2）有意识障碍者，在应用脱水药物之后，仔细观察病情及意识障碍的变化。如病情稳定，好转，可于应用脱水药物之后2~3小时，加用经颅超声治疗。

（3）有意识障碍者，出现瞳孔不等大时（有脑疝形成时），不宜做经颅超声治疗。

（4）有意识障碍者，出现高热、四肢肌张力增高并伴阵发性强直性痉挛、肺水肿、肺炎等情况时，不宜做经颅超声治疗。

（5）局限性头痛明显，局灶性体征继续发展，可疑颅内血肿者，不宜做经颅超声治疗。

（6）脑出血恢复期及后遗症期，可做经颅超声治疗。

（五）病例介绍

（1）患者张某某，男，51岁。于入院前6小时在劳动中突然头部剧痛，欲倒，被别人扶住，抬回家中。约半小时后出现呕吐，为胃内容物。1小时后叫之不答应，用车急送医院急诊室，以脑出血、昏迷收住院。

神经系统检查：血压170/100 mmHg，意识不清，双瞳等大，光反射存在，颈稍有抵抗，左面纹浅，左腹壁反射消失，左提睾反射消失，左侧上下肢不完全瘫，肌张力稍低，腱反射减弱，左上肢肌力Ⅲ级，左下肢肌力Ⅲ级，左足病理征（＋）。

腰椎穿刺检查：脑脊液外观粉红色，细胞总数3 280个/mm³，白细胞18个/mm³，蛋白质800 mg/L（80 mg/dL），氯化物169.2 mmol/L（600 mg/dL），糖5.55 mmol/L（100 mg/dL）。

诊断：高血压动脉硬化性脑出血（右侧内囊）。

治疗经过：给予抗生素控制感染，止血剂增强凝血，输液维持热量及水、电解质平衡等处理，并给20 %甘露醇250 mL，每6小时一次，静脉推注。入院7天后意识清楚，开始经颅脑超声治疗，治疗部位在右耳前上区和中区，治疗20分钟。超声功率0.75 W/cm²，每天一次。治疗3次后，患者左侧上下肢肌力Ⅲ～Ⅳ级。治疗7天后精神较好，可下地走路，左手可拿轻东西。复查体征，左侧上下肢肌力Ⅳ级，肌张力较前增强，腱反射稍活跃，左半身痛觉减退，双眼左侧同向偏盲，左足巴宾斯基征阳性。患者住院14天，显著好转出院。

（2）患者潘某某，男，70岁。于入院前1天在吃饭过程中，突然头痛，当时测血压220/125 mmHg，别人扶到床上后，尿在床上，并呕吐数次（为胃内容物），当即送某医院，经腰椎穿刺检查，脑脊液为血性，诊断脑出血，住院治疗。

神经系统检查：血压200/110 mmHg，呼吸深长，嗜睡状态，双瞳等大，光反射存在，双眼左侧凝视麻痹，头向右转，左面纹浅，颈有抵抗，左上肢肌力Ⅲ级，肌张力减低，腱反射减弱，左腹壁反射消失，左提睾反射消失，左半身痛觉减退，左足巴宾斯基征阳性。

入院后在检查过程中又呕吐2次，咖啡色液，约400 mL。

诊断：高血压动脉硬化性脑出血（右侧内囊），脑-胃联合型。

治疗经过：入院后给予地塞米松及20 %甘露醇降低颅压，青霉素、链霉素预防感染，氨基己酸、三七注射液等增强凝血和止血，输液纠正酸中毒及电解质紊乱等治疗。在用20 %甘露醇静推后2小时，加经颅超声治疗一次，治疗部位为右侧前、中区，功率0.75 W/cm²，每次20分钟，每天2次。经过18天的抢救，挽救了生命。而且在患者神志转清后，左上肢肌力仍保持Ⅲ级，手指可屈伸，左下肢肌力Ⅰ级，脚趾可以活动。

（3）患者姜某某，女，46岁。于入院前1天早上做饭时，突然剧烈头痛，伴呕吐数次，被别人扶在床上，小便失禁，叫之不醒，右口角流口水，右侧上下肢不能动。病后在某医院治疗1天，因病情加重，转院治疗。

神经系统检查：体温 37.2℃、血压220/100 mmHg、呼吸26次/分、脉搏80次/分，中度昏迷，左瞳3.5 mm，右瞳2.5 mm，光反射消失；压眶上神经，右面肌无运动；右侧上下肢弛缓性瘫；双足病理症（＋）；颈稍有抵抗。

腰椎穿刺检查：脑脊液外观血性，脑压240 mmH$_2$O，细胞数4 600个/mm^3，白细胞22个/mm^3，蛋白质820 mg/L（82 mg/dL），氯化物217.1 mmol/L（770 mg/dL），糖5.55 mmol/L（100 mg/dL）。

诊断：高血压动脉硬化性脑出血（左侧内囊），脑疝（颞叶沟回疝）。

治疗经过：入院后给予止血剂，青霉素、链霉素预防感染，地塞米松、甘露醇脱水，补液纠正电解质紊乱和维持热量。2天后，双瞳等大，意识由中度昏迷转为浅昏迷。又经过7天的治疗，神志渐清，但有完全性运动性失语，右侧偏瘫，肌力0级，右侧上下肢痛觉减退。病后12天，开始经颅超声治疗。

治疗部位在左耳前上区及左前区、中区，超声功率1 W/cm^2。首先在左耳前上区治疗10分钟，然后扩大治疗范围至左前区、中区。经过3次治疗，右下肢肌力由0级增加至Ⅱ级，仰卧位下肢由屈曲可伸直。经过5次治疗，右下肢肌力由Ⅱ级增加至Ⅲ～Ⅳ级，仰卧位足可抬高离床15 cm，右上肢肌力由0级增加至Ⅱ级，仰卧位由外展位可内收。经过10次治疗，可以下地扶拐走路，失语好转，可讲两个字的话。经过20次治疗，可自行走路，稍有偏瘫步态，右上肢上臂上举至肩平，语言基本能表达，患者显著好转并出院。

第四节　颅内静脉血栓形成的经颅超声治疗

颅内静脉系统包括静脉窦和脑静脉。静脉窦包括上矢状窦、下矢状窦、直窦、横窦和海绵窦。脑静脉分为脑部浅静脉和脑部深静脉。深浅静脉之间互相沟通。

颅内静脉血栓形成是脑血管中的一种特殊临床类型。根据血栓形成的不同部位，可以分为静脉窦血栓形成和脑静脉血栓形成两类。若根据病变性质，又可分为炎症性和非炎症性两类。

一、临床表现

（一）上矢状窦血栓形成

上矢状窦血栓形成多为炎症性，常见于婴儿、幼儿及老年患者，常在严重脱水、慢性消耗性疾病呈恶病质等情况下发病。起病较快，以头痛、呕吐、复视等颅内压增高症状为主。严重时可表现为意识不清或昏迷，四肢抽搐。若血栓扩展到脑皮质静脉，可以发生局限性或全身性癫痫、偏瘫、失语等。有时成年患者仅有视神经乳头水肿的表现。

（二）乙状窦血栓形成

乙状窦血栓形成主要见于炎症性。在化脓性乳突炎或中耳炎患者发生败血症时，要考虑乙状窦血栓形成的可能。临床表现为头痛、呕吐、复视等颅内压增高的征候。

（三）海绵窦血栓形成

海绵窦血栓形成多由鼻唇部皮肤严重感染扩散或由副鼻窦炎引起。表现为眼睑、结膜、额部皮肤水肿，眼球突出，眼睑下垂，眼球活动受限或固定。患者角膜反射消失，但视力一般无影响。当一侧海绵窦血栓形成影响对侧海绵窦时，表现为双眼突出、眼球固定。

（四）脑静脉血栓形成

单纯性脑静脉血栓形成较少见，多见于产妇，可发生在产褥期，多在产后4～21天或更长的时间发病。起病较突然，患者有头痛、呕吐、癫痫、肢体瘫痪、复视等症状。

（五）MRV和颅内静脉造影

MRV和颅内静脉造影可明确诊断。

二、一般治疗

由于颅内静脉血栓形成多系化脓性感染，因此抗生素的应用十分重要。常采用抗生素联合应用，并强调足量和足够的治疗时间，要求积极、彻底地治疗。在热退后仍要有足够时间的抗生素治疗，对头痛、头胀、恶心等可对症治疗。

三、经颅超声治疗

（一）部位

（1）上矢状窦血栓形成的经颅超声治疗部位在中区的上1/5处。
（2）乙状窦血栓形成的经颅超声治疗部位在颞后动脉治疗区域的后1/2处。
（3）海绵窦血栓形成的经颅超声治疗部位在耳前上区处。

（二）功率

$0.75 \sim 1.0 \ W/cm^2$。

（三）疗程

每天治疗1次，每次20～30分钟。连续治疗10次为第1个小疗程。休息3天，再做第2个小疗程。根据病情，可做2～4个小疗程。

无论是非炎症性还是炎症性，当明确诊断时都可采用经颅超声治疗。

参考文献

[1]谭冠先，罗健，屠伟峰．癌痛治疗学[M]．郑州：河南科学技术出版社，2019．

[2]李进．肿瘤内科诊治策略[M]．北京：科学出版社，2020．

[3]郑麒．神经内科疾病治疗与康复[M]．上海：上海交通大学出版社，2018．

[4]张京华．现代妇产与儿科疾病诊疗学[M]．长春：世界图书出版公司长春有限公司，2019．

[5]孙荣荣．临床儿科诊疗进展[M]．青岛：中国海洋大学出版社，2019．

[6]高玉．临床儿科疾病诊治[M]．北京：科学技术文献出版社，2019．

[7]孙瑞君，鲍春，汪世平，等．儿科疾病诊疗新技术与临床实践[M]．北京：科学技术文献出版社，2019．

[8]刘中革．神经系统疾病治疗实践[M]．北京：科学技术文献出版社，2018．

[9]李杰，戴杰，刘爱东，等．神经系统疾病内科治疗实践[M]．长春：吉林科学技术出版社，2020．

[10]贾英杰．肿瘤临床技能手册[M]．北京：中国协和医科大学出版社，2019．

[11]丁明翠．实用肿瘤治疗与康复[M]．北京：科学技术文献出版社，2019．

[12]袁传涛，田菲，林远雄，等．常见肿瘤诊断与治疗实践[M]．北京：科学技术文献出版社，2019．

[13]高斌斌．精编肿瘤综合治疗学[M]．长春：吉林科学技术出版社，2019．

[14]张智慧，姚文秀，金永东．癌痛的药物治疗规范[M]．成都：四川科学技

术出版社，2018．

[15]孔祥鸣，龚黎燕．癌痛规范化治疗与临床实践[M]．上海：上海科学技术出版社，2019．

[16]樊碧发．癌痛规范化诊断和治疗[M]．北京：人民卫生出版社，2017．

[17]崔振泽，范丽君．儿科常用药物解析[M]．沈阳：辽宁科学技术出版社，2015．

[18]韩琦．新编儿科常见病治疗学[M]．西安：西安交通大学出版社，2015．

[19]郎鸿志．脑血管病的经颅超声疗法[M]．上海：复旦大学出版社，2014．